Dr. med. vet.
Michael Rakow

Die homöopathische Stallapotheke

Dr. med. vet.
Michael Rakow

Die homöopathische Stallapotheke

Wirkung und Anwendung

Therapie der häufigsten Krankheiten von A–Z

KOSMOS

Umschlaggestaltung von eStudio calamar unter Verwendung von vier Farbfotos von Christof Salata / Kosmos (großes Foto), Tierfoto Reinhard (unteres kleines Foto vorne, Foto Umschlagrückseite) und DHU (Umschlagrückseite).
Mit 42 Farbfotos und 17 Zeichnungen.

Mit 42 Farbfotos von J. Christen / Kosmos (S. 74 oben), Deutsche Homöopathie Union (S. 17u., 18, 35, 36 o., 53, 71 u., 72, 73, 74 u., 92 o., 109, 110 o., 127 o. rechts und u., 128 o.), M. Lins (S. 71), C. Salata / Kosmos (S. 17 o., 36 u., 54, 92 u., 127 o. links), M. Rakow (S. 91 u., 92 o., 128 o.).

17 Zeichnungen von M. Golte-Bechtle (S. 25, 30, 57, 64, 67, 69, 75, 79, 95, 99, 131, 136, 138, 139), S. Haag (S. 49), C. Koller (S. 10, 124).

Die Deutsche Bibliothek –
CIP-Einheitsaufnahme
Der Titelsatz für diese Publikation ist bei der Deutschen Bibliothek erhältlich.

Alle Angaben in diesem Buch erfolgen nach bestem Wissen und Gewissen. Sie entbinden den Pferdehalter nicht von der Eigenverantwortung für sein Tier und können insbesondere die tierärztliche Untersuchung nicht ersetzen. Der Verlag übernimmt keine Haftung für Personen-, Sach- oder Vermögensschäden, die aus der Anwendung der vorgestellten Materialien und Methoden entstehen.

Bücher · Kalender · Spiele · Experimentierkästen · CDs · Videos
Pferde & Reiten · Natur · Garten & Zimmerpflanzen · Heimtiere · Astronomie · Angeln & Jagd · Eisenbahn & Nutzfahrzeuge · Kinder & Jugend

KOSMOS Postfach 10 60 11
D-70049 Stuttgart
TELEFON +49 (0)711-2191-0
FAX +49 (0)711-2191-422
WEB www.kosmos.de
E-MAIL info@kosmos.de

Gedruckt auf chlorfrei gebleichtem Papier.

2. völlig neu bearbeitete und neu bebilderte Auflage 2002.
© 1999, 2002, Franckh-Kosmos Verlags-GmbH & Co., Stuttgart
Alle Rechte vorbehalten
ISBN 3-440-08881-2
Lektorat: Silke Behling
Satz und Repro: TypoDesign, Radebeul
Printed in Czech Republic / Imprimé en République tchéque
Druck und Binden: Těšínská Tiskárna, a. s., Český Těšín

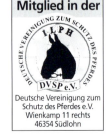

Kosmos Verlag Mitglied in der
Deutsche Vereinigung zum Schutz des Pferdes e.V.
Wienkamp 11 rechts
46354 Südlohn

Die homöopathische Stallapotheke

Über dieses Buch 7	Dämpfigkeit 29
	Durchfall 32
Pferde mit Homöopathie	Erschöpfung 33
behandeln 8	Fleisch, wildes 34
Arzneimittelprüfung 8	Geschwüre 37
Ähnlichkeitsregel 9	Hauterkrankungen 38
Die Potenzierung 10	Haarausfall 38
Übertragbarkeit der Arznei-	Ekzeme 40
prüfungssymptome	Rötung und Schwellung . . 41
auf das Pferd 12	Bläschen und Blasenbildung 42
Arzneiformen 13	Schuppenbildung 43
Gabenhäufigkeit 13	Eiternde Ekzeme 44
Herkunft homöopathischer	Fettige Haut 45
Arzneien 13	Nässende Haut 45
Dosierung 14	Borkige Haut 46
	Ekzeme an der Haut- und
A – Z der Krankheiten . . . 15	Schleimhautgrenze 47
Augenentzündungen 15	Heuallergie (Staubhusten) . . . 48
Augenentzündung, periodische	Hufabszesse 50
(Mondblindheit) 16	Hufrehe 51
Augenverletzungen 20	Hufrollenentzündung 52
Bänderschwäche 21	Hufverletzungen 55
Blähungen 22	Insektenstiche 57
Blutungen 23	Kehlkopfentzündungen 58
Bronchitis (akut) 25	Kehlkopfpfeifen 59
Bronchitis (chronisch) 27	Knochenhautverletzungen 60

Koppen	62
Krampfkoliken	63
Kreuzverschlag (Feiertagskrankheit)	66
Lahmheiten	68
Mauke	70
Muskelkater	76
Nageltritte, Vernagelungen	77
Narben	78
Nervenverletzungen, Nervenstörungen	80
Panik	81
Prüfungs- und Leistungsstress	83
Satteldruck	85
Sattelzwang	87
Sehnenentzündungen	89
Sehnenverletzungen	90
Sommerekzem	93
Spat	95
Strahlfäule	97
Verletzungen (Wunden)	98
Verstauchung, Verrenkung (Distorsion)	100
Verspannungen (Wirbelsäule)	101
Verstopfungskoliken	102
Weben	104
Wurmbefall	105

Konstitutionsmittel 107

Stall- und Reiseapotheke 123

Homöopathische Mischungen . . 137

Indikationen 140

Die homöopathische Salbenapotheke 141

Service 143

Homöopathische Arzneien im Bild

Agarius muscarius	91
Allium cepa	91
Apis mellifica	92
Aristolochia clematis	67
Arnica montana	73
Atropa belladonna	73
Bellis perennis	18, 79
Bryoinia alba	25
Bryonia dioica	73
Calendula officinalis	53, 99
Cicuta virosa	95
Citrullus colocynthis	127, 128
Clematis recta	136
Coffea arabica	127
Convallaria majalis	105
Crataegus laevigata	138
Crataegus monogyna	139
Cyclamen purpurascens	49
Datura stramonium	36
Drosera rotundifolia	128, 131
Euphrasia officinalis	110
Formica rufa	128
Gingko biloba	109
Grafites	35
Grindelia	18
Hyoscyamus niger	64
Hyperium perforatum	35
Ledum palustre	57
Nux vomica	127
Podophyllum peltatum	18
Prunus spinosa	30
Rhododendron	72
Rhus toxicodendron	72
Ruta gravolens	17, 69
Sepia officinalis	91
Silicea	74
Sulfur	71
Symphytum officinale	72
Thuja occidentalis	53, 75

Zu diesem Buch

Pferde mit homöopathischen Arzneien zu behandeln, ist der Wunsch vieler Pferdebesitzer und vieler Reiter. Der wichtigste Grund für den steigenden Trend zu diesem Naturheilmittel ist die Möglichkeit, nebenwirkungsfreie oder nebenwirkungsarme Arzneimittel auch für das Pferd anzuwenden.

Die Homöopathie ist ein genau definiertes anerkanntes medizinisches Therapieverfahren mit feststehenden Regeln und Gesetzen. Die Herstellung der homöopathischen Arzneien wurde vom Gesetzgeber im HAB (= Homöopathisches Arzneibuch) genau festgelegt.

Das vorliegende Buch gibt eine erste Anleitung und Hinweise für die homöopathische Behandlung von Pferden.

Zunächst werden wichtige Grundprinzipien der Homöopathie erklärt. Danach folgen Beispiele für die Anwendung homöopathischer Arzneien beim Pferd.

Zur besseren Übersicht erfolgt in diesem Buch die Darstellung nach Krankheiten und Krankheitssymptomen in alphabetischer Folge.

Die Krankheit (z. B. Bronchitis, Kolik) wird zunächst kurz erklärt, danach werden die wichtigsten und bewährtesten homöopathischen Arzneien und die dazugehörigen prägenden Symptome beschrieben. Das erleichtert die Arzneiauswahl des richtigen Medikaments für den Behandler.

Unter jeder Arznei sind auch die Potenzen zu finden, die Form der Verabreichung und die Häufigkeit der Gabe.

Am Ende jedes Kapitels stehen weiterführende Hinweise oder wichtige Zusatzinformationen.

Pferde mit Homöopathie behandeln

Christian Samuel Hahnemann, der Begründer der Homöopathie, lebte von 1755 bis 1843. Er war Arzt und Apotheker. Die wichtigsten Prinzipien seiner homöopathischen Regulationstherapie werden im Folgenden beschrieben.

Arzneimittelprüfung

Arzneimittelprüfungen wurden zu Hahnemanns Zeiten an gesunden Menschen durchgeführt, heute werden in so genannten Doppelblindstudien (gesunde Menschen und eine Placebogruppe) weiterhin Arzneimittelprüfungen durchgeführt. Dabei nimmt der Prüfer für einige Tage, manchmal bis zu drei Wochen, eine homöopathische Arznei nach den Anweisungen eines Prüfarztes ein. In einem Prüfungsprotokoll hält er alle Veränderungen und Symptome, die er während der Einnahme der Arznei und auch noch in einer Nachbeobachtungszeit bemerkt hat, fest. Er weiß jedoch nicht, welche homöopathische Arznei er einnimmt oder ob das Eingenommene überhaupt einen Wirkstoff enthält. Die so genannte Plazebogruppe erhält gleich aussehende Milchzuckerverreibungen ohne Wirkstoff. Nur auf diese Weise lassen sich objektivierbare Ergebnisse und Erkenntnisse erzielen. Die genaue Durchführung und die äußerst komplizierte Auswertungsbeschreibung würden den Rahmen dieses Buches sprengen.

Das Ergebnis solcher Arzneimittelprüfungen sind relativ genaue Angaben über Erkrankungsabläufe z.B. fieberhafte Erkältungskrankheiten, Magen-Darmstörungen, Hautveränderungen; begleitende Symptome wie Durst, Heißhunger, Unwohlsein oder Ruhe – Unruhe, Kälte – Hitze; sehr wichtig sind die so genannten Modalitäten, d. h. wie verschlechtert oder wie verbessert sich das Befinden oder der Zustand der Beschwerden.

Alle diese Symptome und Erkenntnisse ergeben ein umfassendes Bild von der Krankheit, wir sprechen in der Homöopathie von dem Arzneimittelbild. Jedes homöopathische Arzneimittel hat sein eigenes, für das Mittel charakteristische Arzneimittelbild.

Belladonna hat z.B. hohes Fieber eher gegen Abend und in der Nacht mit stark geröteten Schleimhäuten und Schweißbildung, Lachesis hingegen entwickelt das Fieber gegen Morgen mit auffallender Besserung tagsüber. Im Arzneimittelbild findet man nicht nur klinische Symptome wie Durchfall, Blähungen, Schweiß, Nasenausfluss usw., sondern auch die oben schon erwähnten Modalitäten: Besserung oder Verschlimmerung durch Bewegung, Ruhe, Trockenheit, Nässe, tagsüber – nachts, Wärme – Kälte, Winterzeit – Sommerzeit.

Daneben sind auch noch die Geistes- und Gemütssymptome – in der Tiermedizin sprechen wir besser von Verhaltenssymptomen – sehr beachtenswerte Bestandteile des Arzneimittelbildes. Einige seien hier aufgeführt: Aggressivität, Schreckhaftigkeit, Panik, Liebesbedürftigkeit, Anhänglichkeit, alle möglichen Ängste vor: Gewitter, Geräuschen, Gerüchen, fremden Menschen, Artgenossen, Umgebung, Verladen etc.

Bei der Behandlung eines kranken Tieres vergleicht man die am Patienten gefundene Symptomatik mit den Symptomen des in Frage kommenden homöopathischen Arzneimittels. Man wählt nun zur Behandlung jenes Arzneimittel, das den am kranken Tier gefundenen Symptomen am ähnlichsten ist. Mit der ähnlichsten Arznei, dem Simile, wird die Krankheit geheilt.

Ähnlichkeitsregel

Ähnliches kann mit Ähnlichem geheilt werden: Similia similibus curentur.

Dr. Samuel Hahnemann hatte im Rahmen seiner ärztlichen Ausbildung sich selbst mit Malaria infiziert, aber auch viele Malariapatienten behandelt. Die Chinarinde war zur damaligen Zeit das bewährte Heilmittel. Im Laufe seiner Studien hatte Hahnemann in der Literatur von dem Behandlungsprinzip der Ähnlichkeit gelesen. Er setzte nun seine Überlegungen eines neuen Behandlungsprinzips im so genannten Chinarindenversuch um. Er selbst, seine Familie und seine Freunde waren die ersten Arzneimittelprüfer. Sie alle zeigten nach Einnahme geringer Mengen reiner Chinarinde Fieber- und Schüttelfrostsymptome ähnlich wie bei Malaria, wurde die Chinarinde abgesetzt, verschwanden die Krankheitserscheinungen, bei erneuter Gabe traten wieder Symptome auf.

Bei weiterer Erklärung dieses Vorganges denke man beispielsweise an einen Bienenstich. Er verursacht einen plötzlichen, brennenden Schmerz an der Stichstelle, nach einigen Minuten entstehen eine intensive Rötung, eine ödematöse teigige Schwellung und ein ständiger brennender, ziehender Schmerz. Bei der leichtesten Berührung verschlimmert sich der Schmerz, fester Druck bessert ihn etwas, dabei entsteht eine helle bis weißliche Verfärbung an der Druckstelle. Kleidungsstücke werden über dem Stich nicht geduldet, wohl aber ein fester, kalter Umschlag als angenehm empfunden. Sind Sie von einer Biene gestochen, können Sie nicht ruhig liegen oder sitzen, Bewegung wird als Erleichterung empfunden.

Leiden Sie nun an einer ähnlichen Krankheit (Furunkel, Pickel, Insektenstich), können Sie die homöopathische Arznei Apis (Honigbiene) einsetzen, und die Krankheitssymptome heilen ab.
Ein weiteres Beispiel für die Ähnlichkeit: Das Zwiebelschälen verursacht zuerst milde Tränen, später einen wässrigen Fließschnupfen mit Brennen, der den Naseneingang wund macht. In warmen Räumen verschlechtert sich der Zustand, an der frischen Luft verschwinden alle Symptome langsam nacheinander. Entwickelt sich nun bei Ihnen z.B. ein Fließschnupfen oder ein Heuschnupfen mit den oben genannten Symptomen, könnten Sie Cepa (Zwiebel), natürlich homöopathisch potenziert, zu sich nehmen, und die Symptome würden verschwinden.

Die Potenzierung

Die dritte wichtige Säule der Homöopathie ist die so genannte Potenzierung der homöopathischen Arzneimittel.

Hahnemann bemerkte bei seinen Arzneimittelprüfungen mitunter sehr intensive Arzneimittelwirkungen, daher ver-

Zwischen jedem Verdünnungsschritt wird 10-mal kräftig geschüttelt.

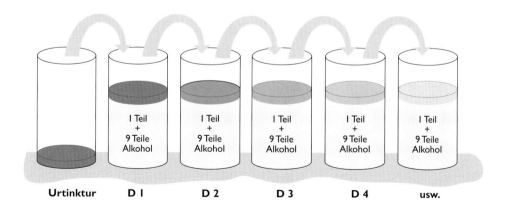

dünnte er die Ursubstanzen in einer alkoholischen Lösung und verschüttelte diese inniglich.

Die Wirksamkeit der Arzneien blieb erhalten, die Heftigkeit einiger Symptome jedoch wurde erheblich abgemildert.

So wird auch heute noch ein Teil einer Urtinktur (das ist beispielsweise ein alkoholischer Auszug aus einer Heilpflanze) verschüttelt mit neun Teilen eines vorgeschriebenen Alkohols. Durch die vorgeschriebenen zehn kräftigen Schüttelschläge entsteht nicht nur eine einfache Verdünnung, es wird zusätzliche Energie zugeführt. Hahnemann nannte diesen Vorgang »Potenzieren«. Die beschriebene 1. Potenzierungsstufe enthält den Ausgangsstoff im Verhältnis 1:10 und wird als D1 bezeichnet (das D steht für Dezimalpotenz = 10er Potenz, die 1 steht für die erste Potenzierungsstufe).

Ein Teil dieser D1 wird nun wiederum mit neun Teilen des vorgeschriebenen Alkohols verschüttelt, und man erhält die D2, welche die Ausgangssubstanz im Verhältnis 1:100 enthält. Aus einem Teil der D2 wird unter Verschüttelung mit neun Teilen Alkohol die D3 hergestellt im Verhältnis usw. Eine D6 enthält dann den Ausgangsstoff im Verhältnis 1:1000000. Verreibungen mit Milchzucker werden in gleichen Potenzierungsstufen hergestellt: Ein Teil der zu verreibenden Arznei plus neun Teile Milchzuckerpulver.

Ab der D23 wird die Loschmidt'sche Zahl erreicht, d. h. es wird sowohl in der Lösung als auch in der Verreibung kein Molekül des Ausgangsstoffes mehr gefunden.

Dennoch wurde auch die Wirksamkeit dieser so genannten Hochpotenzen (das sind solche jenseits der D23) wie die D30, D100, D200, D1000 nachgewiesen. Die Wissenschaft geht davon aus, dass das Informationspotential des Arzneimittels auch in der Lösung bzw. in der Verreibung enthalten ist und vom Organismus aufgenommen und verwertet werden kann. Endgültige Nachweise über Wirkungsmechanismen und Wirkungsweise homöopathischer Arzneien stehen im Augenblick noch aus.

Es werden derzeit jedoch sehr interessante Versuche auf dem Gebiet der Physik (Informationsübertragungen) durchgeführt, die schon wichtige Ergebnisse und Erkenntnisse gebracht haben.

Die Therapieerfolge in der Veterinärmedizin, also die erfolgreiche Behandlung unserer Haus- und Nutztiere, liefern den Beweis für die Wirksamkeit homöopathischer Arzneimittel, in der Tiermedizin fällt die Annahme einer suggestiven Einflussnahme des Behandlers auf die Heilung des Patienten mit Sicherheit weg.

Inzwischen wissen wir auch, dass kranke Individuen (sowohl Tiere als auch Menschen) mit erheblich gesteigerter

Empfindlichkeit auf Arzneimittel reagieren als gesunde Individuen. So erklärt sich auch die Sensibilität für die stark »verdünnten« potenzierten homöopathischen Arzneien.

Wir unterscheiden grundsätzlich zwischen so genannten tiefen, mittleren und hohen Potenzen.

Die Potenzstufen von der D1 – D12 rechnet man zu den so genannten tiefen Potenzen.

Von der D13 – D23 siedelt man die mittleren Potenzen an.

Die Hochpotenzen beginnen ab der D24.

Diese Einteilung beruht auf meinen Erfahrungen einer ca. 25 jährigen Praxis, andere Autoren beurteilen die Potenzstufen eventuell teilweise unterschiedlich.

Für akute Erkrankungen nimmt man in der Regel eher tiefe Potenzen, bei organischen (Niere, Leber, Auge, Ohr usw.) oder Systemerkrankungen (Harnwege, Magen-Darmtrakt, Atemwege usw.) werden eher die mittleren Potenzen eingesetzt; die chronischen Krankheiten (länger dauernde Krankheiten oder solche, die ständig weiter fortschreiten) werden vorwiegend mit hohen Potenzen behandelt.

Hier sind natürlich Überschneidungen möglich, es gibt aber auch Arzneimittel, welche sich in bestimmten Potenzstufen bewährt haben und dort am wirksamsten sind.

Die Anfänger und die Leser dieses Buches sollten sich an die bewährten Angaben der Potenzen halten. Der wichtigste Punkt jedoch ist die Findung der ähnlichsten Arznei, dem Simile.

Übertragbarkeit der Arzneiprüfungssymptome auf das Pferd

Die Entwicklung in der Homöopathie beschränkte sich nicht nur auf den menschlichen Bereich. Schon zu Zeiten Hahnemanns wandten sowohl Tierärzte als auch Ärzte homöopathische Arzneien bei den verschiedensten Tierarten an. Es stellte sich in der Praxis heraus, dass die Mehrheit der in den Arzneimittelprüfungen gefundenen Symptome ohne Probleme auf das Tier übertragbar ist. Die Gruppe der Empfindungssymptome (ich habe das Gefühl von Ameisenlaufen am Oberarm oder der Kopfschmerz sticht hinter dem rechten Auge, ich empfinde meinen Kopf doppelt so groß) kann nicht in die Tiermedizin übertragen werden, da unsere Tiere sich ja sprachlich nicht äußern können. Die Erfahrungen der letzten zweihundert Jahre bestätigen die Wirksamkeit homöopathischer Arzneien auch in der Pferdepraxis. Es hat sich sogar herausgestellt, dass Pferde auf viele Arzneien pflanzlichen Ursprungs besonders sensibel reagieren.

Arzneiformen

Die homöopathischen Arzneimittel werden in verschiedenen Zubereitungsformen (Arzneiformen) hergestellt:

Die **Dilution** ist die alkoholische Verschüttelung der Arznei und damit eine flüssige Arzneiform.

Die **Trituration** ist die Verreibung der Arznei mit Milchzucker und deshalb eine Pulverform.

Die **Tabletten** werden aus der Trituration durch Pressen hergestellt, enthalten daher als Trägerstoff Milchzucker.

Die **Globuli** (Kügelchen) bestehen aus Rohrzucker und werden mit der jeweiligen Potenz einer Arznei nach einem bestimmten Verfahren benetzt.

Daneben gibt es auch injektionsfähige Arzneizubereitungen.

Beim Pferd haben sich Kügelchen (Globuli) und Tropfen (Dilution) am besten bewährt. Tropfen können auf Brot, Zucker, Mohrrüben und anderen geeigneten Futtermitteln verabreicht werden.

Die Kügelchen werden aus der leicht angefeuchteten Hand oder in einem Stück Apfel versteckt von den Pferden im Allgemeinen gut aufgenommen.

Die Wirkung der homöopathischen Arzneien ist intensiver, wenn sie direkt über die Mundschleimhaut aufgenommen werden, z.B. wenn also die Dilution auf einen Löffel mit etwas Wasser gegeben und dann seitlich in die Mundhöhle verabreicht wird oder die Globuli, wie zuvor beschrieben, direkt von der angefeuchteten Hand aufgenommen werden.

Gabenhäufigkeit

Die Gabenhäufigkeit richtet sich nach den Krankheitszuständen:
- bei akutem Geschehen (Kolik) alle 15 Minuten eine Gabe,
- bei länger bestehenden Krankheiten (Bronchitis) 1–2-mal täglich eine Gabe,
- bei chronischen Prozessen (Knochenauftreibungen) 1-mal wöchentlich eine Gabe.

Herkunft homöopathischer Arzneien

Es gibt über 3000 verschiedene homöopathische Arzneien. Sie sind:
- pflanzlicher Herkunft wie Arnica (Bergwohlverleih), Belladonna (Tollkirsche),
- tierischer Herkunft wie Lachesis (Buschmeisterschlange), Apis (Honigbiene),
- mineralischer Herkunft wie Arsenicum album (Arsenik), Sulfur (Schwefel), Graphites (Reißblei).

Außerdem gibt es noch Arzneien aus abgetöteten Krankheitserregern, die so genannten Nosoden.

Dosierung

Die Dosierung wird im vorliegenden Buch bei jeder Arznei angegeben, aber man kann sich grundsätzlich merken:
- Ein erwachsenes Pferd erhält 10 Kügelchen oder 10 Tropfen pro Verabreichung.
- Bei Fohlen genügen jeweils 5 Kügelchen oder 5 Tropfen.
- Ponys und andere Kleinpferde erhalten 8 Kügelchen oder 8 Tropfen.

Die Homöopathie erhebt natürlich nicht den Anspruch, alles heilen zu können. Erforderliche Operationen (wie beispielsweise Darmverschlingung, freie Gelenkkörper) müssen selbstverständlich erfolgen. Hochakute und fieberhafte Infektionskrankheiten sind in vielen Fällen zunächst mit Antibiotika zu versorgen.

Die Nachsorge kann in vielen Fällen allerdings hervorragend mit homöopathischen Arzneien erfolgen.

A–Z der Krankheiten

Augenentzündungen

Augenentzündungen haben sehr verschiedene Ursachen: allergische Reaktionen auf Pollen, Gräser und Heustaub, starke Sonneneinstrahlung, Wind sowie Verletzungen und auch Infektionskrankheiten.

Die sichtbaren Veränderungen am Auge können sein: Schwellung der Augenlider, Rötung der Bindehaut, eitrige Verklebungen des Auges, Lichtscheu und vermehrter Tränenfluss.

Womit behandeln?

Euphrasia officinalis (Augentrost)
- wenn Tränen und über die Nüstern ausgeschiedene Tränenflüssigkeit scharf und wund machend sind, die Haare unter dem inneren Augenwinkel ausfallen
- bei stark geröteter Bindehaut
- bei stark erhöhter Lichtempfindlichkeit des Auges; das Auge wird gern geschlossen gehalten
- wenn das Auge und die Umgebung des Auges sehr druck- und berührungsempfindlich sind
- bei Verschlimmerung im warmen, auch überwarmen Stall
- bei Besserung durch Weidegang, frische Luft und Kühle

→ Euphrasia officinalis D4: 2–3-mal täglich 10 Kügelchen oder 10 Tropfen eingeben

Apis mellifica (Honigbiene)
- die Augenlider und die Umgebung des Auges sind stark teigig geschwollen
- im Vordergrund stehen akute Entzündung und Schmerzhaftigkeit
- bei Verschlimmerung durch Wärme, Sonneneinstrahlung und selbst leichteste Berührung
- bei Besserung durch kühle Umschläge, Kälte

→ Apis mellifica D4: 2–3mal täglich 10 Kügelchen oder 10 Tropfen eingeben

Hepar sulfuris (Kalkschwefelleber)
- bei eitriger Absonderung mit Verkle-

bung der Augenlider, der Eiter riecht auffallend süßlich
- das Auge wird geschlossen gehalten wegen erhöhter Lichtempfindlichkeit
- bei deutlichen Abwehrbewegungen während Berührung und Untersuchung
- bei Verschlimmerung durch Berührung, Entfernen der eitrigen Krusten, Kälte, Wind und trockenem Wetter
- bei Besserung durch Wärme, überwarmen Stall, hohe Luftfeuchtigkeit

→ Hepar sulfuris D8: 2–3-mal täglich 10 Kügelchen oder 10 Tropfen eingeben

Euphorbium resimifera (Wolfsmilchgewächs)
- bei starkem Juckreiz der Augenentzündung sowie starker Schwellung der Augenlider; das Pferd versucht sich ständig zu scheuern
- bei Verletzungen oder Haarverlusten in Kopf- oder Augennähe
- bei auffallender Trockenheit der Augenschleimhäute; es fehlt eine »Tränenrinne«

→ Euphorbium resimifera D4: 2–3mal täglich 10 Kügelchen oder 10 Tropfen

Können Augenentzündungen zur Blindheit führen?
Bei länger andauernder (3-4-tägiger) Entzündung, die Ihren eigenen Behandlungsversuchen als Reiter und Pferdehalter trotzt, sollte der Tierarzt zugezogen werden, da es unter anderem zur Trübung der Hornhaut kommen kann und ein Verlust der Sehkraft droht.
Niemals alte Augensalben aus der Hausapotheke ohne ausdrückliche tierärztliche Anweisung verwenden: ebenso keine Auswaschungen mit Kamille oder Borsäure vornehmen!

Augenentzündung, periodische (Mondblindheit)

Die Ursache für die periodische Augenentzündung ist bis heute nicht ausreichend geklärt. Eine allergische Herkunft wird angenommen.

Die Erkrankung tritt sehr plötzlich mit sehr reichlichem Tränenfluss, starken Schmerzen und großer Lichtscheue auf. Sie ist zunächst meist einseitig, kann aber später auch auf das gesunde Auge überspringen.

Einige Pferde zeigen jedes Jahr zur gleichen Zeit, andere alle vier Wochen (Mondzeiten, Mondblindheit) eine Augenentzündung.

Die Krankheit tritt auch häufig bei jüngeren Tieren nach der erfolgreichen Behandlung einer Infektionskrankheit (Druse, Bronchitis, Fohlenlähme, Leptospirose) auf.

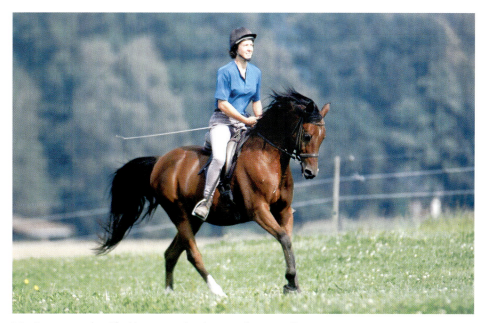
Mit einem gesunden Pferd kann man den Ausritt richtig genießen.

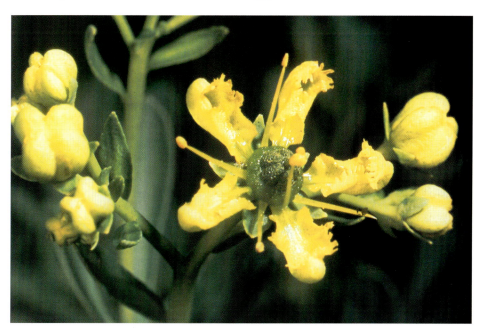
Ruta gravolens (Weinraute) kann bei Lahmheit oder leicht geschwollenen Sehnen eingesetzt werden.

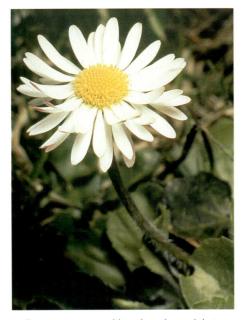

Bellis perennis (Gänseblümchen) hat sich bei verhärteten Narben bewährt.

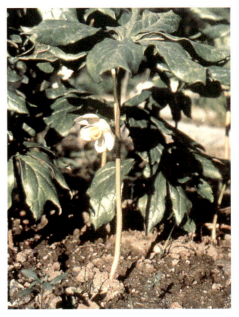

Podophyllum peltatum (Maiapfel) ist ein geeignetes Mittel bei Durchfall.

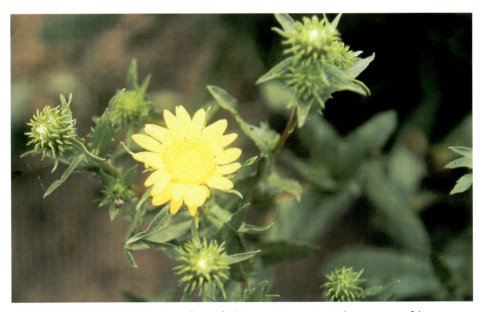

Grindelia (Grindelkraut) kann bei dämpfigen Pferden zu einer Besserung der Symptome führen.

Beim Pferdekauf sollte nach dieser Krankheit gefragt werden; sie gehört zu den Hauptmängeln, für die der Verkäufer in jedem Fall haftet.

Womit behandeln?

Aconitum napellus (Eisenhut)
- bei plötzlichem Tränenfluss, plötzlicher Lichtscheue von einer Minute auf die andere
- bei großer Unruhe und sehr ängstlichem Blick (gesundes Auge)
- bei häufigem Kopfschütteln, duldet kein Halfter
- bei Überempfindlichkeit gegen Geräusche, Licht und Zwangsmaßnahmen
- auffallend ist die ständige Wasseraufnahme des Pferdes
- bei Verschlimmerung durch Berührung, Wärme, warme Stallung, nachts
- bei Besserung durch leichte Bewegung, Kälte, starkes Schwitzen, starkes Tränen

→ Aconitum D4: 1–3-mal im Abstand von einer Stunde 10 Kügelchen oder 10 Tropfen eingeben

Belladonna (Tollkirsche)
- bei plötzlichem Lidschluss mit wenigen Tränen, aber starker Schwellung der Umgebung des Auges
- bei erhöhter Körpertemperatur, die Haut fühlt sich heiß an und schwitzt
- bei fehlender Wasseraufnahme
- bei Vergrößerung der Pupille des gesunden Auges
- bei häufigem Harn- und Kotabsatz als Begleitsymptomen
- bei Verschlimmerung durch Bewegung, Sonnenwärme, Aufregung, nachts
- bei Besserung durch Ruhe, Kühlung, Aufstallung

→ Belladonna D 8: 1–2-mal 10 Kügelchen oder 10 Tropfen

Bryonia dioica (Rotbeerige Zaunrübe)
- bei verzögertem Lidschluss (innerhalb von 3 bis 4 Stunden) fast ohne Tränenfluss
- mit leichter Erwärmung der Hautoberfläche und Schwitzen vor allem gegen Abend
- die Pferde versuchen das erkrankte Auge gegen eine kühle Stallwand zu drücken
- bei Verschlimmerung durch Bewegung, leichte Berührung, Wärme und Sonne
- bei Besserung durch Ruhe, Kühle, frische Luft, Druck und mit Beginn des Tränenflusses

→ Bryonia dioica D4: 2–3-mal täglich 10 Kügelchen oder 10 Tropfen oder Bryonia dioica D 30: 1-mal täglich 10 Kügelchen oder 10 Tropfen

Kalium bichromicum (Chromsaures Kali)
- bei zähem, gelbem, fadenziehendem Schleim aus dem Auge
- mit teigiger Schwellung der Augenlider
- bei ausgeprägter Lichtscheu mit krampfhaftem Lidschluss; auch das gesunde Auge ist stark lichtempfindlich
- bei sofortiger milchiger Eintrübung der Hornhaut
- bei Verschlimmerung durch Kälte, heißes Wetter und vormittags
- bei Besserung durch frische Luft, lokale Wärme und Abgang von viel zähem Schleim aus dem befallenen Auge

→ Kalium bichromicum D8: 2–3-mal täglich 10 Kügelchen oder 10 Tropfen

> **Bei Verdacht auf die Periodische Augenentzündung muss der Tierarzt sofort verständigt werden!**
> Bis zu seinem Eintreffen und zur Nachbehandlung der tierärztlichen Therapie können homöopathische Arzneien sehr erfolgreich mit eingesetzt werden.

Augenverletzungen

Augenverletzungen entstehen vor allem durch Huftritte oder durch Stacheldrahtzäune sowie durch zu lose sitzende Halfter, die verrutscht sind. Sie können durch teilweise oder totale Zerstörung von Hornhaut oder Lidern zur Erblindung führen.

Womit behandeln?

Arnica montana (Bergwohlverleih)
- bei Verletzungen, die mit Blutungen einhergehen
- auffallendes Symptom: Überempfindlichkeit gegen Berührung und Annäherung
- bei starker Rötung der Schleimhäute des Auges und des Augenlides

→ Arnica montana D4: 2–3-mal täglich 10 Kügelchen oder 10 Tropfen oder Arnica montana D30: als einmalige Gabe 10 Kügelchen eingeben

Ruta graveolens (Weinraute)
- ist die bewährteste Arznei bei stumpfem Schlag auf das Auge
- wenn Verkrampfung der Augenlider zum Verschluss des Auges führt

→ Ruta graveolens D2: 2–3-mal täglich 10 Kügelchen oder 10 Tropfen eingeben

Symphytum officinale (Beinwell)
- bei Verletzung durch Schlag und Stoß, vor allem der knöchernen Augenhöhle
- bei starker Schwellung in der Umgebung des Auges

- bei Druck- und Berührungsschmerz
- bei Bluterguss

→ Symphytum officinale D2: 2–3-mal täglich 10 Kügelchen oder 10 Tropfen eingeben

> **Vorsicht! Augenverletzungen sind ein Notfall! Der Tierarzt muss sofort benachrichtigt werden!**
> Nur der Tierarzt kann das Ausmaß und die Risiken der Augenverletzung abschätzen. Ebenfalls ist nur der Tierarzt zu einer fachgerechten Wundnaht berechtigt und in der Lage. Gerade Lidverletzungen müssen bald genäht werden, um einen dauerhaften Fehlschluss der Augenlider zu verhindern. Die zusätzliche homöopathische Behandlung ist trotzdem wichtig.

Bänderschwäche

Eine Bänderschwäche kann angeboren oder erworben sein.

Tiere, die sich häufig ein Bein vertreten, zeigen eine erhöhte Anfälligkeit für Verstauchungen mit Anschwellung der Sehnen und Bänder der betroffenen Gliedmaße.

Es gibt Fohlen, deren Sehnen- und Bandapparate von Geburt an eine starke Anfälligkeit für Durchtrittigkeit, Verstauchungen und Zerrungen zeigen.

Womit behandeln?

Rhus toxicodendron (Giftsumach)
- auffallendes Symptom: Besserung der Sehnenprobleme durch langsame, stetige Bewegung (»läuft sich ein«)
- häufiges Begleitsymptom: an der betroffenen Gliedmaße pustulöse Hautausschläge mit starkem Juckreiz
- bei Verschlimmerung der Beschwerden durch Kälte, Nässe, kalte Umschläge und Angüsse

→ Rhus toxicodendron D8: 1–2-mal täglich 10 Kügelchen oder 10 Tropfen oder Rhus toxicodendron D30: 2-mal pro Woche 10 Tropfen

Ruta graveolens (Weinraute)
- wenn die Lahmheit stark ist und zu Beginn der Bewegung auftritt
- Sehnen und Sehnenscheiden sind teigig und nur mäßig geschwollen
- bei Besserung durch kalte Anwendungen und durch Bewegung

→ Ruta graveolens D2: 2–3-mal täglich 10 Kügelchen oder 10 Tropfen
→ Von der Ruta gibt es auch eine Flüssigkeit (Ruta extern) zum Einmassieren auf die betroffenen Stellen; nur 2 bis 3 Tropfen verwenden!

Anacardium orientale (Frucht eines orientalischen Baumes)

- bei Schwellung der Sehnen und Sehnenscheiden durch Bewegung und Überanstrengung
- bei Druckschmerz im Sehnen- und Bänderbereich
- bei Schwellung des dazugehörigen Gelenkes oder Gelenkabschnittes mit Gallenbildung

→ Anacardium orientale D4: 2–3-mal täglich 10 Kügelchen oder 10 Tropfen

Calcium fluoratum (Mineralischer Flussspat)
- bei Schwellung und Wärme der betroffenen Sehnenregion
- bei Verschlimmerung durch Kälte, durch Berührung
- bei Besserung durch festen Druck (Druckverband) und durch Wärme
- bei fortgesetzter langsamer Bewegung erfolgt Abschwellung der Sehnen und Sehnenscheiden

→ Calcium fluoratum D 8: 1-mal täglich 10 Tropfen

Bänderschwäche beeinträchtigt die Einsatzmöglichkeiten des Pferdes.
Durch unebenes Gelände kommt es bei einigen Tieren häufig zu Verstauchungen und Überdehnungen. Der Sehnen- und Bandapparat wird überfordert. Auf diese Weise entsteht eine Anfälligkeit für Fehlstellungen und Fehlhaltungen. Pferde mit schwachem Sehnen- und Bänderapparat können den reiterlichen Belastungen nicht standhalten. Die Entwicklung der Fohlen wird gehemmt; die Statik des gesamten Bewegungsapparates leidet.

Blähungen

Blähungen entstehen aus vielfältigen Gründen: plötzliche Umstellung auf frisches Gras, Verfütterung von angewelktem oder überfrorenem Saftfutter, zu große Portionen Hafer. Fehlgärungen sowohl im Magen als auch im Dünn-, Blind- und Dickdarmbereich lassen somit Blähungen entstehen.

Vermehrte Blähungen zeichnen sich durch laute, gut hörbare Darmgeräusche aus. Der Blähungsabgang erfolgt beim Pferd in der Regel über den After, da die Pferde die Gase nicht über Speiseröhre und Mundhöhle entlassen können.

Womit behandeln?

Carbo vegetabilis (Holzkohle)
- bei Blähungen mit laut hörbaren Geräuschen (Rumpeln und Grollen)
- bei auffallender Kälte der Haut im Bereich des Bauches und der Gliedmaßen
- bei Verschlimmerung abends und nachts sowie in feuchtwarmen Ställen

- die Blähungen sind sehr übel riechend, aashaft

→ Carbo vegetabilis D 8: 1–2-mal täglich 10 Kügelchen oder 10 Tropfen oder Carbo vegetabilis D 30: 2-mal pro Woche 10 Kügelchen

Mercurius solubilis (Kolloidale Quecksilberlösung)
- bei aufgegastem Bauch, trommeldick mit Bauchgrimmen
- Pferd kann nicht seitlich liegen (Schmerzhaftigkeit)
- auffallendes Symptom: Speichelfluss mit heftigem Durst
- bei Verschlimmerung in der Nacht oder in der Wärme (warmer Stall, Sonneneinstrahlung)

→ Mercurius solubilis D12: 1–2-mal täglich 10 Kügelchen oder 10 Tropfen

Robinia pseudacacia (Falsche Akazie)
- bei Auftreibung des Magens und der Därme
- bei Blähsucht
- bei Kolikschmerzen
- Begleitsymptom: wässrige, schleimige Durchfälle
- bei Besserung durch Abgang der Gase

→ Robinia pseudacacia D4: 2–3-mal täglich 10 Kügelchen oder 10 Tropfen

Nux vomica (Brechnuss)
- bei Auftreibung des Bauches mit Schmerzhaftigkeit
- bei Koliken mit starker Verspannung der Rückenmuskulatur
- bei Verschlimmerung der Beschwerden nach Nahrungsaufnahme, in frischer Luft und bei schönem, trockenem Wetter
- bei Besserung durch warme Ställe und durch Ruhe

→ Nux vomica D6: 2–3-mal täglich 10 Kügelchen oder 10 Tropfen

> **Wie gehe ich mit geblähten Pferden um?**
> Blähungen treten in der Regel mit kolikartigen Symptomen auf. Diese Gaskoliken sind für das Pferd schmerzhaft und gefährlich, da sie tödliche Darmverletzungen auslösen können. Der Tierarzt ist also umgehend zu bestellen. Bis zu dessen Eintreffen wird das Pferd geführt und durch warmes Eindecken entspannt, um den Abgang der Darmgase zu erleichtern. Die genannten homöopathischen Arzneien können ebenfalls sofort verabreicht werden.

Blutungen

Blutungen sind Zeichen einer Schädigung der Gefäßwände.

Diese Schädigung kann durch eine äußere oder innere Verletzung entstehen, aber auch Zeichen eines hochakuten entzündlichen Prozesses oder einer schleichenden Stoffwechselerkrankung sein.

Die Farbe des Blutes deutet an, ob eine Arterie (hellrote Blutung) oder eine Vene (dunkelrote Blutung) verletzt ist. Die Stärke der Blutung gibt Aufschluss über die Gefahr, die im Verzug ist.

Die geringgradige Blutung, z. B. die Sickerblutung, kann durch einen Verband und mit Hilfe homöopathischer Arznei ohne tierärztliche Hilfe versorgt werden. Die spritzende Blutung – Hinweis auf die Verletzung einer Arterie – sollte unverzüglich mit einem Druckverband versorgt werden, dann ist der Tierarzt zu benachrichtigen.

Womit behandeln?

Arnica montana (Bergwohlverleih)
- Anfangsmittel bei allen frischen Verletzungen mit Blutungen
- bei blutenden Wunden, auch Blutergüssen, Prellungen und Operationswunden
- bei Schock oder Schwäche nach Blutverlust
- bei Blutungsneigung noch Stunden nach Verletzungen oder Injektionen

→ Arnica montana D4: 2–3-mal täglich 10 Kügelchen oder 10 Tropfen oder Arnica montana D30: eine einmalige Gabe (10 Kügelchen)

Hamamelis virginica (Virginische Zaubernuss)
- bei venösen Blutungen (dunkelrot)
- offene Wunden bluten ständig nach
- bei sehr starken Blutungen nach Operationen (Kastration, Zahnziehen)
- bei Beseitigung frischer oder alter Blutansammlungen unter der Haut, im Muskel oder im Scheidenbereich (nach Geburten)
- bei Blutung nach Injektion in die Halsvene oder in den Muskel

→ Hamamelis virginica D4: 2–3-mal täglich 10 Kügelchen oder 10 Tropfen

Millefolium (Schafgarbe)
- bei Wunden mit arteriellen Blutungen (hellrot)
- bei Nasenbluten nach Kopfverletzungen
- bei Schleimhautblutungen in Mund und Nase
- bei Blutungen nach Verletzung des weichen Geburtsweges
- bei unsichtbaren Blutungen in die Gelenke und deren Umgebung
- bei Verschlimmerung durch Kälte, Druck und kalte Kompressen

→ Millefolium D4: 2–3-mal täglich 10 Kügelchen oder 10 Tropfen

> **Blutungen sind eine gefährliche Situation!**
> Zur effektiven Versorgung besonders der gefährlichen stark blutenden Wunden benötigt jeder Pferdehalter pferdegerechte Verbandstoffe, die beim Tierarzt oder im Fachhandel zu erwerben sind. Der Inhalt des Autoverbandskastens reicht dafür nicht aus!

Bronchitis (akut)

Die akute Bronchitis verläuft häufig mit erhöhter Temperatur, Futterverweigerung, vermehrter Tränkeaufnahme sowie Husten. Die Ursache für eine solche akute Erkrankung liegt in der Schwächung des Immunsystems.

Auslöser können sein: Überanstrengung, Erkältung, Durchnässung, Transporte, Stallwechsel, Turnierstress.

Der Husten kann mit Auswurf von Schleim einhergehen. Der Schleim kann z.B. zäh, klar und süßlich oder aber schaumig und weißlich sein. Wir finden jedoch auch Husten ohne Auswurf. Die Erkrankung kann durch mehr oder weniger laute Atemgeräusche, vor allem das Rasseln des Schleims in den Bronchien oder auch im unteren Teil der Luftröhre, mitunter sogar von aussen wahrgenommen werden.

Ein seröses, klares bis wässriges Sekret ist ein Hinweis für eine Virusinfektion, ein dünnflüssiges, gelbes Sekret ist ein Hinweis für ein akutes Geschehen mit Beteiligung von Bakterien.

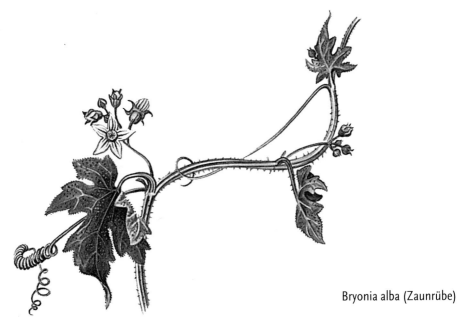

Bryonia alba (Zaunrübe)

Womit behandeln?

Bryonia dioica (Rotbeerige Zaunrübe)
- wenn die Atmung schnell, flach und schmerzhaft ist
- bei verstärkter Bauchatmung
- bei trockenem, hartem, krampfartigem Husten
- der Husten ist leicht auslösbar durch Berühren des Kehlkopfes oder des oberen Teils der Luftröhre
- Schleimhäute der Augen, Mundhöhle und Nüstern trocken
- bei Abgang von zähem, klarem, süßlich riechendem Schleim
- häufige Begleitsymptome: dünnflüssiger Kot, vor allem morgens, Schleimhäute der Augen und der Nüstern stark gerötet
- bei Verschlimmerung des Hustens durch jede Bewegung, Fressen, Wärme, Sommersonne, Führen in den warmen Stall, Aufregung und frühmorgens
- bei Besserung des Hustens durch Ruhe und Kälte
- Besserung durch Trinken von kaltem Wasser, Satteln (starkes Anziehen des Sattelgurtes nimmt den Hustenreiz = fester Druck bessert) und lokale Wärmeanwendung (Infrarotstrahler)

→ Bryonia dioica D6: 1–2-mal täglich 10 Kügelchen oder 10 Tropfen

Drosera rotundifolia (Sonnentau)
- der Husten ist tagsüber vermindert und auch nicht auslösbar
- Hustenanfälle kommen vorwiegend nachts
- bei gelbem, zähem Nasenausfluss nach dem Hustenanfall
- Begleitsymptom: ein morgendlicher Durchfall, der beim Husten aus dem After läuft
- der Hustenanfall wird durch ausgeprägtes Dehnen und durch Bewegung der Gliedmaßen angezeigt

→ Drosera rotundifolia D4: 2–4-mal täglich 10 Kügelchen oder 10 Tropfen

Cuprum aceticum (Neutrales Kupferacetat)
- bei krampfartigen, trockenen Hustenanfällen mit Atemnot
- rasselnde Geräusche im Bereich des Kehlkopfes und der Luftröhre sind von aussen hörbar
- bei auffallender Körperhaltung während des Hustenanfalls: der Kopf wird nach unten gestreckt, gelegentlich Aufsetzen des Kopfes während des Hustenanfalls, die Bauchdecke ist gespannt und eingezogen, der Schweif nach oben gekrümmt
- bei Abgang von Blähungen oder Kotballen während des Hustens
- bei Verschlimmerung durch Kälte, Einatmen kalter Luft, durch Zugluft

in warmen Ställen, Putzen und Striegeln (Staub) und nachts
- bei Besserung durch Tränkeaufnahme, festen Druck und Wärme

→ Cuprum aceticum D6: 2–3-mal täglich 10 Kügelchen oder 10 Tropfen

Ammonium jodatum (Ammoniumjodid)
- bei Husten mit hohem Fieber und großer Schwäche
- bei rasselnder, röchelnder Atmung mit weitgestellten Nüstern und geöffneter Mundhöhle
- bei pfeifenden Geräuschen während der Ein- und Ausatmung
- nach dem Husten tritt schaumiger, weißlicher Schleim aus den Nüstern
- bei Verschlimmerung durch warme, feuchte Luft, Zugluft, Staub, Ammoniak und absolute Ruhe ebenso wie Anstrengung, Verladen und Transport
- bei Besserung durch leichte Bewegung, frische, kühle Luft (auch Ventilator)

→ Ammonium jodatum D4: 2–3-mal täglich 10 Kügelchen oder 10 Tropfen

Wie endet eine unzureichend behandelte akute Bronchitis?
Die fieberhafte Bronchitis erfordert immer eine tierärztliche Behandlung.

Eine begleitende Verabreichung einer homöopathischen Arznei kann gefahrlos nach Rücksprache mit dem behandelnden Tierarzt durchgeführt werden.

Die akute Bronchitis sollte innerhalb von spätestens 14 Tagen symptomfrei ausgeheilt sein, weil sonst eine chronische Bronchitis mit einer Verminderung der Leistungsfähigkeit droht.

Bronchitis (chronisch)

Die chronische Bronchitis ist gekennzeichnet durch wiederkehrende oder anhaltende Entzündungsprozesse mit Veränderungen der Bronchialschleimhaut. Eitrige Entzündungen im Bronchialsystem führen mitunter zu nicht behebbaren Schäden. Das Endstadium dieses Prozesses ist die Dämpfigkeit.

Häufig gehen diese chronischen Lungenerkrankungen ohne vermehrten Auswurf von Schleim einher. Dies ist immer ein eher schlechtes Zeichen. Die Kurzatmigkeit, das Nüsternatmen und die vermehrte Zuhilfenahme der Bauchdecken zur Atmung sind eher ein Zeichen einer Erkrankung der Bronchien mit großer Schleimproduktion.

Rasselnde Geräusche, pfeifende Geräusche, Hiemen und Giemen sind häufig Begleitsymptome der chronischen Bronchitis.

Die Mehrzahl der chronischen Bronchitiden ist mit einer Allergie gegen pilzsporenhaltigen Staub aus Heu und Stroh verknüpft. Die Umstellung des Patienten in eine staubarme Haltung im Offenstall oder einer Offenbox mit Verfütterung von nassem Heu und Ersatz der Stroheinstreu durch Hobelspäne oder andere Materialien ist die entscheidende Begleitmaßnahme der homöopathischen und jeder anderen Therapie.

Womit behandeln?

Ammonium carbonicum (Ammoniumcarbonat)
- bei Atemnot nach jedem Hustenanfall
- bei Husten mit Schleimrasseln der Lunge, der Luftröhre und des Kehlkopfes
- bei weitgestellten Nüstern mit schleimigem, dunkelgrauem Nasensekret
- häufige Begleitsymptomatik: Bindehautentzündung mit eitrigen Verklebungen der Lider
- bei Verschlimmerung durch Wärme – gestaute Wärme im Stall löst sofort Husten aus – und durch Abwaschen des Schweißes nach der Arbeit
- bei Besserung durch trockenes Wetter, Koppelgang und Husten mit reichlich Schleimabgang
- Vorsicht beim Reinigen der Nüstern! Es besteht Blutungsneigung am Übergang von Haut zu Schleimhaut!

→ Ammonium carbonicum D30: 2–3-mal pro Woche 10 Kügelchen

Antimonium sulfuratum aurantiacum (Goldschwefel)
- bei trockenem, hartem Husten bis zur Erschöpfung
- der Husten ist leicht auslösbar
- die Atmung erfolgt in kurzen, häufigen Stößen
- die Bauchdecke wird beim Atmen zu Hilfe genommen
- nach dem Husten kommt gelbweißer und schleimiger Schaum aus den Nüstern
- bei Verschlimmerung durch Wärme und ammoniakhaltige Luft
- bei Besserung durch leichte Bewegung und in frischer Luft
- Begleitsymptome: eitrige Pusteln mit Schorfbildung am Hufrand oder Mauke, die sich mit Bronchitis abwechselt

→ Antimonium sulfuratum aurantiacum D8: 1-mal täglich 10 Tropfen

Aralia racemosa (Amerikanische Narde)
- bei krampfartigen, trockenen Hustenanfällen
- bei pfeifenden Atmungsgeräuschen
- bei Stauballergie, Heuallergie, Holzschutzmittelallergie
- bei Auswurf von zähen, gelblichen, auch grauen Schleimbrocken aus der Mundhöhle

- bei häufigem, scheinbar unmotiviertem Schnauben
- der Husten ist durch leichte Berührung des Kehlkopfes auslösbar
- Begleitsymptome: Zahnfleisch stark gerötet mit kleinen wunden Stellen
- Verschlimmerung: Zugluft und Kälte lösen Hustenreiz aus; Pferde legen sich nicht mehr nieder; Ruhe tut nicht gut, sie führt ebenfalls zu Hustenanfällen.
- Besserung durch Wärme, auch überwarme Ställe, und durch mäßige Bewegung (2–3-mal täglich 15 Minuten Schritt)

→ Aralia racemosa D6: 2-mal täglich 10 Kügelchen oder 10 Tropfen oder Aralia racemosa D 30: 3-mal pro Woche 10 Kügelchen

Rumex crispus (Krauser Ampfer)
- bei trockenem, krampfartigem Husten mit wenig Sekret
- Hustenauslöser: Futteraufnahme, tiefe Atemzüge, die geringste Anstrengung, Einatmen kalter Luft
- Begleitsymptome: Kehlkopfentzündung, dünner, breiiger Kot neben wohlgeformten »Äpfeln« sowie Pusteln und nesselartige Hautausschläge nach Koppelgang

→ Rumex crispus D4: 2-mal täglich 10 Kügelchen oder 10 Tropfen oder Rumex crispus D 30: 2-mal pro Woche 10 Kügelchen

> **Vorsicht: Die chronische Bronchitis sollte nur nach sorgfältiger Diagnosestellung eines Tierarztes von Ihnen nachbehandelt werden.**
> Sie führt häufig zu einem unheilbaren Zustand und somit zur Unbrauchbarkeit.
> Wird die chronische Bronchitis von einer Mauke begleitet, sollte diese unbedingt belassen und nicht durch unsachgemäße Behandlung »weggesalbt« werden.
> Die Mauke ist ein Ventil des Organismus, um eine chronische Krankheit zu beschwichtigen.
> Besonders wichtig ist eine staubarme Haltung mit angefeuchtetem Heu, Hobelspanstreu und Offenstallhaltung.

Dämpfigkeit

Die Dämpfigkeit ist der Endzustand der unheilbaren Form der chronischen Bronchitis. Das Lungengewebe ist stark erweitert, die Lungenbläschen können sich nicht mehr zusammenziehen, viele Bläschen sind bereits zerrissen, und vorhandener Schleim kann nicht mehr aus der Lunge heraustransportiert werden. Die vorgeschädigte Lunge ist anfällig für Infektionen. Der hoffnungslose Zustand der Lunge beeinträchtigt auch die Herztätigkeit und den Kreislauf.

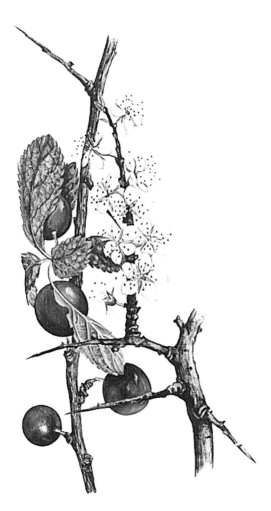

Prunus spinosa (Schlehdorn)

Die Homöopathie erhebt nicht den Anspruch, eine stark geschädigte Lunge heilen zu können: Wir sind aber oft in der Lage, Auswirkungen der Erkrankung mit homöopathischen Arzneien zu lindern.

Womit behandeln?

Grindelia (Grindelkraut)
- wenn der Husten sehr selten ist
- bei nicht durch Druck auf den Kehlkopf auslösbarem Husten
- die Atmung setzt manch-mal aus, im Anschluss daran heftiges Bauchdeckenatmen
- die Pferde legen sich nicht mehr nieder
- bei ausgeprägter Dampfrinne
- bei Temperaturschwankungen treten Rasselgeräusche während der Atmung auf
- plötzliches, intensives Bewegen löst eine krampfartige Hustenattacke aus
- wird ausnahmsweise reichlich Schleim ausgehustet, tritt für 2–3 Tage Symptomfreiheit auf
- begleitende Symptome: Lichtscheue, Augenentzündung und Ekzeme am Übergang vom glatten Fell zur längeren Behaarung
- bei Verschlimmerung durch extreme Temperaturen und Temperaturschwankungen, durch Überanstrengung und durch Niederlegen
- bei Besserung durch Ruhe und nach ausgiebigem Sekretauswurf

→ Grindelia D6: 2–3-mal täglich 10 Kügelchen oder 10 Tropfen oder Grindelia D 30: 2–3-mal pro Woche 10 Kügelchen

Stannum metallicum (Metallisches Zinn)
- bei anfallsartigem, heftigem, tiefem Husten, der das ganze Pferd erschüttert
- bei gelblich grünlichem Auswurf von Schleimbrocken über die Mundhöhle
- bei Abgang von gelblich grünlichem, zähem Sekret auch über die Nüstern; diese verkleben leicht
- Sekretbrocken liegen morgens im Futtertrog
- bei auffallendem, unangenehm süßlichem Geruch der Ausatmungsluft
- nach jedem Hustenanfall große Erschöpfung; es wird eine Erholungsphase notwendig
- wichtige Begleitsymptome: rasche Gewichtsabnahme, nächtliches Schwitzen, erhöhte Parasitenbelastung, arthrotische Gelenkveränderungen an den Beinen
- bei Verschlimmerung durch Überanstrengung und ruhiges Stehen
- bei Besserung in frischer Luft (Koppelgang), durch leichte Bewegung auf der Weide

→ Stannum metallicum D6: 1-mal täglich 10 Tropfen (muss eventuell nach 2–3 Gaben abgesetzt werden, da starker Schleimabgang erfolgt!)

Tartarus stibiatus (Brechweinstein)
- bei hörbarem Schleimrasseln in der Luftröhre mit wenig Husten
- die Nüstern werden zum Atmen weitgestellt
- Atmung ist weithin hörbar, stoßweise; auffallende Bauchdeckenatmung möglich
- die Pferde stehen mit leicht gesenktem Kopf, halb geschlossenen Lidern und eingefallenen Augäpfeln wie im Halbschlaf
- nach den sehr seltenen Hustenanfällen Schweißbildung an den seitlichen Bauchdecken
- die Pferde sind ängstlich und wollen sich nicht niederlegen
- es ist die Arznei für das Endstadium der Dämpfigkeit mit bedrohlicher Schwäche
- bei Verschlimmerung durch Wärme in jeder Form (Sonne, Stall, Decke, Infrarot) und durch Niederlegen
- bei Besserung durch frische Luft, Kälte und leichte Bewegung

→ Tartarus stibiatus D6: 2–3-mal täglich 10 Tropfen oder Tartarus stibiatus D 30: 1–3-mal pro Woche 10 Tropfen

> Die chronische, **unheilbare** Erkrankung der Lunge (= Definition der Dämpfigkeit) sollte an das Gewissen des Reiters appellieren und ihn zu der Überlegung bringen, ob das Tier nicht von seinen Leiden erlöst werden sollte. Ein solcher Zustand tritt ein, wenn eine schwerwiegende Atemnot

auch im Ruhezustand und nicht nur in Bewegung beobachtet wird. Die Behandlungsversuche mit den vorher beschriebenen Arzneien können nur zu einer kurzzeitigen Besserung der Symptomatik führen.

Durchfall

Die häufigsten und auffälligsten Darmkrankheiten sind die Durchfälle.

Der Durchfall kann Begleiterscheinung einer Allgemeinerkrankung, aber auch die Folge unsachgemäßen Fütterns oder von Futterwechsel sein. Starkes Pressen und Drängen auf den Kot sowie ein häufiges Absetzen des Kotes sind die wichtigsten sichtbaren Zeichen eines Durchfalls. Der Kot weist keine Formen (»Äpfel«) mehr auf. Er kann wässrig, schleimig, breiig sein und von der üblichen braungrünen Farbe völlig abweichen. Dauert der Durchfall schon längere Zeit (3–4 Tage) an, so kann der Kot unwillkürlich aus dem After ablaufen und verschmiert dabei den Schweif und die Oberschenkelinnenseite.

Womit behandeln?

Arsenicum album (Arsenige Säure)
- bei Rumpeln und Rumoren im Bauch mit häufigem, scheinbar unmotiviertem Zusammenziehen der Bauchdecken
- bei eher dunklen, übel riechenden kleinen Kotmengen, die jedoch häufiger abgesetzt werden; der Durchfall ist wund machend (Haarverlust im Oberschenkelinnenbereich, Rötung der Afterregion, Schweifscheuern)!
- Begleitsymptome: häufiger, heftiger Durst, trinkt viel, aber immer nur in kleinen Mengen; die Umgebung der Tränke ist total eingenässt; die Futteraufnahme ist in der Regel nicht gestört; es wird jedoch mehr grobstrukturiertes Futter aufgenommen
- bei Verschlimmerung vor allem in der Nacht, durch Kälte und Nässe
- bei Besserung durch Wärme, Ruhe und tagsüber

→ Arsenicum album D12: 2–4-mal täglich 10 Kügelchen oder 10 Tropfen

Podophyllum peltatum (Maiapfel)
- bei Durchfällen, die bis zu 1/2 Stunde nach Futteraufnahme auftreten
- bei vorwiegend im Sommer auftretenden Durchfällen
- der Kot wird im hohen Bogen aus dem After entleert
- die Kotmassen sind gelblich oder grünlich, wässrig, sehr übel riechend
- der Kot ist sehr unverdaut
- bei Fohlen ist der Kot hellgelb bis weißlich und sehr wund machend

- bei Verschlimmerung im Sommer, durch heißes Wetter, gegen Morgen und nach Tränke- und Futteraufnahme
- bei Besserung unter lokaler Wärme, am Abend und durch leichte Bewegung

→ Podophyllum peltatum D4: 3–5-mal täglich 10 Kügelchen oder 10 Tropfen

Cinchona succirubra, China
(Chinarindenbaum)
- bei stark geblähtem Bauch
- bei reichlichem Abgang von übel riechenden Darmwinden
- bei unverdautem Kot
- Begleitsymptom: leicht erhöhte Körpertemperatur mit auffallend wenig Durst
- bei Verschlimmerung auch nachts, durch Kälte und nasses Wetter und nach Durchnässung
- bei Besserung durch Wärme und im warmen Stall

→ China D4: 2–4-mal täglich 10 Kügelchen oder 10 Tropfen

Vorsicht! Wenn der Durchfall nicht breiig bleibt, sondern sogar wässrig wird, länger als 3 Tage anhält oder wenn weitere Symptome (Fieber: Kolik!) auftreten, ist sofort ein Tierarzt zu verständigen. Er muss unter anderem den Flüssigkeits- und Elektrolytverlust ausgleichen.

Erschöpfung

Erschöpfungen sind die Folge von Überanstrengungen durch übertriebene Arbeit, wie Transport oder Turnierstress, aber auch durch extreme Witterungseinflüsse. Wir können mit gut gewählten homöopathischen Arzneien sowohl die Erholungsphase verkürzen als auch die erneute Leistungsbereitschaft fördern.

Womit behandeln?

Arnica montana (Bergwohlverleih)
- im Vordergrund steht der »Muskelkater«
- die Venen an den Gliedmaßen sind auffallend stark gefüllt
- bei Verschlimmerung durch Berührung, Bewegung und Eindecken
- bei Besserung durch Ruhe und Niederlegen

→ Arnica montana D 4: 10 Kügelchen oder 10 Tropfen, maximal 2 Dosen insgesamt

Acidum aceticum (Essigsäure)
- im Vordergrund steht die totale Erschöpfung
- die Tiere wollen sich nicht mehr bewegen
- sie trauen sich keinen Schritt mehr zu gehen
- die Gliedmaßen sind ödematös (kalt und teigig) geschwollen

- sie haben starkes Verlangen nach großen Mengen kalten Wassers

→ Acidum aceticum D4: 3–5-mal täglich 10 Tropfen

Acidum phosphoricum (Phosphorsäure)
- bei Erschöpfung mit reichlicher Schweißbildung; die Tiere sind in Schweiß gebadet
- bei Verschlimmerung durch Kälte und Zugluft sowie durch Lärm
- bei Besserung durch Wärme, durch Eindecken und durch Rotlicht

→ Acidum phosphoricum D4: 3–5-mal täglich 10 Tropfens

> **Starke Erschöpfungszustände sind ein Zeichen von Trainingsrückstand oder von unverantwortlicher Überanstrengung!**
> Die Tiere sollten – je nach ihrem Verlangen – ruhig gestellt und warmgehalten werden. Für ausreichend Flüssigkeit und Nahrung muss – in kleinen Mengen – gesorgt werden. Eine Ruhepause von 2–3 Tagen sollte jedoch unbedingt eingehalten werden.
> Bei Störung des Allgemeinbefindens sollte ein Tierarzt herbeigerufen werden.

Fleisch, wildes

Wildes Fleisch entsteht sehr häufig nach Verletzungen oder Operationen und deren Vernarbungen an den unteren Abschnitten der Beine im Bereich der wenig bemuskelten Partien. Das unkontrollierte Wachstum von Gewebe führt zu Behinderungen im Bewegungsablauf. Das zugebildete Gewebe neigt zu leichten, unkontrollierbaren Blutungen und durch erneuten Reiz zu immer weiter wucherndem Wachstum. Die Wunden können sich nicht schließen, es bleiben hässliche Narben zurück.

Womit behandeln?

Kreosotum (Buchenholzteer)
- heftiger Juckreiz führt zu Scheuern mit anschließender Blutung
- die Wucherung des wilden Fleisches ist übermäßig, blumenkohlartig, mit wässriger, rötlicher, stinkender Absonderung
- die Sekrete sind scharf und wund machend; dadurch entstehen unterhalb des wilden Fleisches neue wunde Hautbezirke

→ Kreosotum D8: 1-mal täglich 10 Tropfen eingeben

Silicea (Kieselsäure)
- bei starker Narbenschwellung
- bei Berührung Schmerzhaftigkeit
- bei Wetterwechsel Lahmheiten, die sich mit fortgesetzter Bewegung verschlechtern

GESCHWÜRE | 35

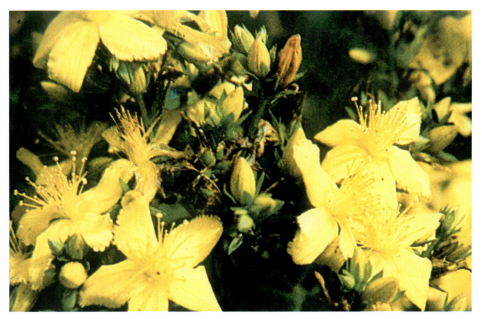

Hypericum perforatum (Johanniskraut) eignet sich zur Behandlung von Nervenverletzungen.

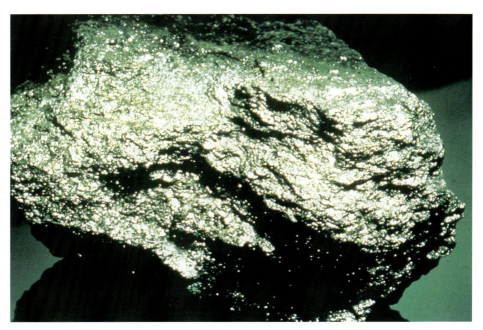

Graphites (Reißblei) ist ein Mittel, welches sich bei wildem Fleisch einsetzen lässt.

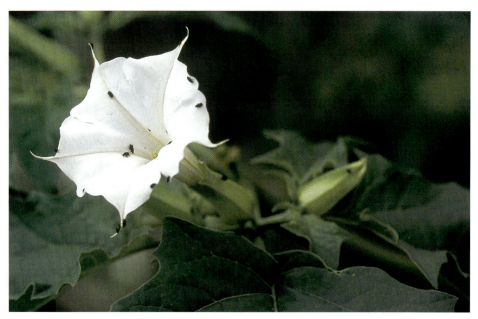
Datura stramonium (Stechapfel) kann Pferden gegeben werden, die koppen.

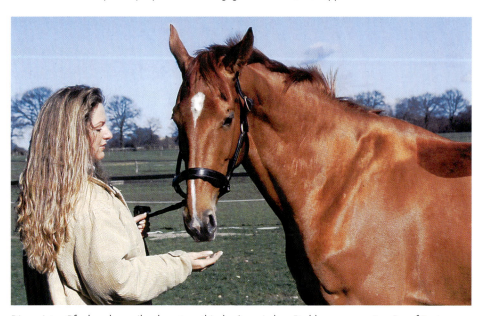
Die meisten Pferde nehmen ihre homöopathische Arznei ohne Probleme, wenn sie z.B. auf Brot geträufelt wurde.

- häufiges Begleitsymptom bei Wucherung in Hufnähe: brüchiger Huf

→ Silicea D12: 1-mal täglich 10 Kügelchen oder 10 Tropfen eingeben

Graphites (Reißblei)
- bei trockenem, krustigem Aussehen
- bei gelber, honigartiger Absonderung unter den dicken Krusten
- um das wilde Fleisch herum bilden sich Schuppen mit Haarverlust
- häufiges Begleitsymptom: Strahlfäule

→ Graphites D8: 1-mal täglich 10 Tropfen eingeben
Ergänzende äusserliche Behandlung: mit Perubalsam betupfen

> **Vorsicht beim Abbinden, Abbrennen, Absätzen oder Abschneiden dieser Wucherungen!**
> Dies führt häufig zu erneutem, sogar vermehrtem Auftreten des Symptoms.
> Wichtige Vorbeugemaßnahme: Wunden im unteren Beinabschnitt lange genug unter gut gepolstertem Verband halten.

Freikoppen s. Koppen

Geschwüre

Geschwüre sind Zeichen einer gestörten Heilung von Haut, Schleimhaut und den darunter liegenden tieferen Gewebsschichten. Scharf- und wund machende Sekrete sowie Eiter halten den schlecht heilenden Prozess in Gang. Salben, Verbände und Sprays decken nur das Geschehen ab, als Beitrag zur Heilung können diese Maßnahmen nicht betrachtet werden. Die Durchblutung in der Umgebung des Geschwürs und die Bildung neuer Gewebsschichten durch vorsichtige Entfernung des Eiters müssen gefördert werden.

Womit behandeln?

Lachesis (Buschmeisterschlange)
- bei leicht blutendem Geschwür
- bei blauroter Verfärbung der gesamten defekten Fläche
- bei tiefviolettem oder schwarzem Rand mit leichter Krustenbildung
- Verbände und Berührung werden nicht geduldet
- häufig mit leicht erhöhter Temperatur einhergehend

→ Lachesis D8: 1–2-mal täglich 10 Tropfen eingeben

Carbo vegetabilis (Holzkohle)
- bei übel riechenden Absonderungen mit stark roter Verfärbung des Geschwürs
- bei häufigen Blutungen mit Schorfbildung
- der Rand des Geschwürs ist blaurot

- scheinbar abgeheilte Geschwüre brechen häufig wieder auf
- bei großer Hitze in der Umgebung des Geschwürs

→ Carbo vegetabilis D4: 2–3-mal täglich 10 Kügelchen oder 10 Tropfen eingeben

Kreosotum (Buchenholzteer)
- bei unheilbarem, nässendem Geschwür
- bei heftigem Juckreiz, vor allem durch Verbände, Gamaschen, Eindecken
- bei starkem Pulsieren der Blutgefäße in der Umgebung
- bei abwechselnd heißer und kalter Umgebung des Geschwürs

→ Kreosotum D4: 2–3-mal täglich 10 Tropfen eingeben

Calendula extern (Ringelblume) und **Arnica extern** (Bergwohlverleih) können verdünnt – 10 Tropfen auf eine Tasse abgekochten Wassers – zur Säuberung der Geschwüre mit Hilfe eines Wattebausches genommen werden.

> Geschwüre, die nicht heilen wollen, können eine Vorstufe von Hautkrebs sein. Bestehen diese Schädigungen länger als 2–3 Wochen, sollte der Tierarzt zugezogen werden.

Hauterkrankungen

Die Hautkrankheiten sind beim Pferd ein häufig auftretendes Problem. Veränderungen am Haarkleid, der weniger behaarten Haut und den Hautanhangsgebilden, wie z.B. an den Hufen, können von allen Menschen leicht wahrgenommen werden. Generell besteht rascher Behandlungsbedarf.

Häufig sind jedoch auch Hautveränderungen ein Zeichen von Erkrankungen innerer Organe oder fehlender Elemente oder Spurenelemente.

Sollten Ihre eigenen therapeutischen Bemühungen nicht innerhalb von 14 Tagen zum Erfolg führen, zeigen Sie die Hautveränderungen dem Tierarzt.

Haarausfall

Haarausfall (am gesamten Körper)
Zweimal im Jahr im Frühjahr und Herbst findet natürlicherweise ein Haarwechsel statt, tritt nun ein Haarausfall ausserhalb dieser Zeiten auf, ist dies ein Alarmzeichen.

Parasitenbefall, Pilzinfektionen, Allergien, Mangelerscheinungen usw. können die Ursache sein. Es ist dringend erforderlich, den auslösenden Grund festzustellen, bevor irgendwelche Behandlungen durchgeführt werden.

Womit behandeln?

Graphites (Reißblei)
- bei Haarausfall vor allem im Bereich des Kopfes, des Halses mit der Mähne und im Kronsaum-Krongelenksbereich
- bei Verlust der Kötenbehänge
- bei Haarausfall um die Augen herum, am Übergang von den Nüstern zur behaarten Haut sowie im Ohrbereich (Innenohrmuschel, Aussenmuschel und Ohransatzbereich)
- bei eher zu dicken und fettleibigen Pferden, Stuten mit unregelmäßiger Rosse, Wallache, die spät gelegt wurden und noch Hengstmanieren zeigen
- bei Tieren welche eher faul sind, ihre Lektionen ständig vergessen und dauernd zur Leistung angetrieben werden müssen
- Begleitende Symptome sind häufig: brüchige Hufe, süßlich riechende Strahlfäule, eitrige Bindehautentzündung, trockene aufgesprungene rissige Lippen mit unheilsamen Lippenwinkeln

→ Graphites D12: 2–4-mal täglich 10 Kügelchen oder 10 Tropfen.

Natrium chloratum/ Natrium muriaticum (Natriumchlorid)
- bei Haarausfall im Gelenkbereich, vor allem Gelenkbeugen und zwischen den Gliedmaßen und dem Rumpf
- bei einseitig strukturierter Ernährung, fehlender Mineralstoffversorgung
- bei Vollblütern am Unterbauch, an weniger behaarten Regionen sowie um die Körperöffnungen herum
- bei glanzlosem struppigem Fell
- bei kleinschuppigem Ekzem im Mähnen- und Schweifansatzbereich mit splissigen Mähnen- und Schweifhaaren
- bei Folgen von einseitiger Ernährung (zuviel Silage)
- bei erhöhter Aggression gegen Artgenossen, aber auch gegen Hunde, Katzen sowie Menschen

→ Natrium chloratum D12: 1–2-mal täglich 10 Kügelchen oder 10 Tropfen

Sepia (Tintenfisch)
- bei symmetrisch auftretendem Haarausfall im Bereich der Kruppe, der Lendenwirbelsäule und im unteren Halsbereich vor der Schulter
- bei immer wiederkehrenden (trotz gezielter Behandlung) Pilzerkrankungen
- bei sich dunkel verfärbenden haarlosen oder wenig behaarten Stellen
- bei periodisch auftretenden Haarausfällen z.B. Frühjahr – Herbst, Rosse – Decksaison

- bei Stuten nach der Geburt bis zum Fohlenabsatz

→ Sepia D12: 1–2-mal täglich 10 Kügelchen oder 10 Tropfen

Silicea (Kieselsäure)
- bei dünnem Haarkleid mit Haarausfall am gesamten Körper
- bei Folge von überstandenen Erkrankungen, Narkose, Koliken, Stress (Hufschmied, Turniere, Verladen etc.)
- begleitende Beschwerden: alle kleinen Wunden eitern stark und lange Zeit
- Strahlfäule
- extrem brüchige Hufe
- bei eher schwächlichen Tieren mit Bindegewebsschwäche und eher schwächlichem Körperbau, siehe Konstitutionsmittel

→ Silicea D12 – D30: 1-mal täglich 10 Kügelchen oder 10 Tropfen

Sulfur (gereinigter Schwefel)
- bei Haarausfall mit trockener Haut und massenhafter Schuppenbildung (viele kleine Schuppen)
- bei vermehrtem Haarbruch an allen Kontaktstellen mit Leder, Gurten und Bandagen
- bei verlängertem oder verzögertem Haarwechsel im Frühjahr und Herbst
- bei Futterumstellung begleitet von Schuppen und diskretem Haarausfall
- bei Folgen von Medikamenten (Entwurmungsmittel, Schmerzmittel, Narkose- oder Beruhigungsmittel und Impfungen)
- bei Pferden, die sich selbst stark einschmutzen (siehe Konstitutionsmittel)

→ Sulfur D12- D30: 1-mal täglich 10 Kügelchen oder 10 Tropfen

Thuja occidentalis (Abendländischer Lebensbaum)
- bei Haarausfall im Bereich der Körperöffnungen, der unteren Bereiche der Gliedmaßen
- bei Ekzemen mit Pusteln vor allem am Unterbauch
- bei schuppigen Ekzemen an den spärlicher behaarten Körperregionen
- bei eher »wohlgenährten«, zur Fettleibigkeit neigenden hellen Pferden (Schimmel, Fuchs, Falbe)
- bei Tieren mit Neigung zu Warzenbildung

→ Thuja D12-D30: 1–2-mal täglich 10 Kügelchen oder 10 Tropfen

Ekzeme

Das Ekzem ist eine fleckförmige oder mehr großflächige entzündliche Hauterkrankung. Es erscheint auf der äusseren

Hautschicht, der so genannten Epidermis, und bei Abheilung entstehen keine Narben. Die Ursache ist sehr häufig allergischer Natur.

Man unterscheidet akute und chronische Verlaufsformen.

Das Aussehen des Ekzems bietet für die homöopathische Behandlung einen entscheidenden Ansatz.

Rötung und Schwellung

Womit behandeln?

Apis mellifica (Honigbiene)
- bei Quaddelbildungen oder mehr großflächigen Schwellungen der Haut, bei denen der Daumendruck längere Zeit als Eindruck erhalten bleibt
- bei starker Rötung der gesamten betroffenen Region
- bei igelförmig abgestellten Haaren an der betroffenen Stelle
- bei erhöhter Berührungsempfindlichkeit der geschwollenen Hautbezirke mit Abwehrreaktionen
- bei allergischen Hautreaktionen auf Insektenstiche, Lederfette, Sprays, Waschmittel etc.
- bei Besserung durch Kälte, kalte Umschläge und Kaltwasserbehandlung, Kühle bringende Salben
- bei Verschlimmerung durch Wärme, Sonneneinstrahlung und Verbände sowie Rotlichtbestrahlung

→ Apis mellifica D4: 2–4-mal täglich 10 Kügelchen oder 10 Tropfen
Bei bestehender Allergie 2–4-mal stündlich 10 Kügelchen oder 10 Tropfen ausnahmsweise verabreichen

> Bitte bei allen allergischen Erscheinungen Temperatur messen und bei erhöhter Temperatur sofort den Tierarzt zu Rate ziehen!

Lachesis muta (Buschmeisterschlange)
- bei intensiver Rötung der Haut ohne Schwellung
- bei vermehrter Wärmeausstrahlung der betroffenen Hautregion
- bei intensiver Abwehr gegen Berührung sogar gegen Berührungsversuche
- bei Verfärbung ins dunkelrote bis violette
- bei juckenden Hautbezirken nach Nasswerden durch Regen und Abwaschen
- bei Verschlimmerung durch Wärme, Sonneneinstrahlung auf der Koppel, Rotlicht, warme Stallungen, reizende Salben
- bei Besserung durch Kälte, kühlende Salben, kalte Witterung und nach reichlichen Schweißen

→ Lachesis D8: 1–3-mal täglich 10 Kügelchen oder 10 Tropfen

Bläschen und Blasenbildung

Urtica urens (Brennnessel)
- bei Nesselsucht wie man dies vom »Verbrennen« bei Berührung mit der Brennnessel kennt
- bei stecknadelgroßen Pusteln
- bei stark juckenden Hautbezirken nach Kontakt mit Büschen, Bäumen oder Stauden
- bei Unverträglichkeit von Pflegemitteln wie Lederfette, Huffette, Insektensprays, Desinfektionsmittel etc.
- bei pustulösen Ausschlägen am Unterbauch nach Ausritten im Gelände (Spritzmitteleinsatz?)
- bei verschwollenen Augenlidern
- bei stark geschwollenen Kronsäumen
- bei Verschlimmerung durch alles Feuchte (Nebel, Schnee, Regen, abwaschen mit Wasser etc.)
- der Bläschenausschlag kann sich periodisch (z. B. alle Jahre) wiederholen

→ Urtica urens D4: 2–4-mal täglich 10 Kügelchen oder 10 Tropfen, gegebenenfalls 2–4-mal stündlich 10 Tropfen

Rhus toxicodendron (Giftsumach)
- bei stark juckendem Ekzem mit Rötung
- bei Pusteln und Bläschen, die zu größeren Blasen ineinander laufen
- bei leicht nässenden Hautregionen mit scheinbar unstillbarem Juckreiz
- bei Bläschen vor allem am Unterbauch und im unteren Bereich der Gliedmaßen
- bei Schwellungen am Kopf, um die Augen und im Bereich der Mundspalte mit Lippen und Nüstern (Kontakt beim Fressen mit allergisierenden Pflanzen oder dem Giftsumach selbst)
- bei gleichzeitiger auffälliger Unruhe und Bewegungsdrang des Pferdes
- bei Verschlimmerung durch Kälte, kalte Zugluft, kaltes Wasser und Ruhe
- bei Besserung durch Wärme, warmen (stickigen) Stall, Rotlicht, Eindecken

→ Rhus toxicodendron D8: 1–2-mal täglich 10 Kügelchen oder 10 Tropfen oder Rhus toxicodendron D30: jeden zweiten Tag 10 Kügelchen oder 10 Tropfen

Cantharis vesicatoria (Spanische Fliege)
- bei starker Schmerzhaftigkeit mit Juckreiz
- bei großer Blasenbildung mit äußerster Berührungsempfindlichkeit
- bei Folge von Verbrennungen, Sonnenbrand aber auch von Allergien
- bei Verschlimmerung durch Berührung, Abdecken und Bewegung

- bei Besserung durch Ruhe und kühlende Salben

→ Cantharis vesicatoria D8: 2–3-mal täglich 10 Kügelchen oder 10 Tropfen

Schuppenbildung

Alumina (Tonerde)
- bei stark juckenden Ekzemen mit massenhaften Schuppen
- bei trockener, zu Einrissen neigender Haut bevorzugt an den Gelenkbeugen und in der Nähe der Hautanhangsgebilde (Hufe und Kastanien)
- bei trockenen eher großen Schuppen an der Mähne und am Schweifansatz
- bei Einrissen oder tiefen Furchen der Kastanien und der Hufwände, aber auch Trockenheit und Einrisse im Strahlbereich trotz intensiver Pflege mit Huffett etc.
- bei auffälliger Trockenheit der Schleimhäute und großen Schwierigkeiten beim Kotabsatz (Kotballen sehr trocken, klein, fest, hart und wenig eingeschleimt)
- bei Verschlimmerung durch Eindecken, Stallwärme aber auch winterliche trockene Kälte
- bei Besserung durch frische Luft und mäßige Bewegung

→ Alumina D12: 1-mal täglich 10 Kügelchen oder 10 Tropfen, bei älteren Pferden Alumina D30: 1-mal pro Woche 10 Kügelchen oder 10 Tropfen

Sulfur (Schwefel)
- bei nicht Enden wollendem Juckreiz
- bei eher kleinen Schuppen, die massenweise aus dem Haarkleid fallen oder ausgebürstet werden
- bei intensiver Schuppenbildung in den Haarwirbeln am Kopf zwischen den Augen, Mähnenbereich, Hals, Brust, Rücken, Schweifansatz und in den Gelenkbeugen der kleinen Gelenke
- bei Folgen von Fehlernährung, Mangelernährung, verdorbenem Futter
- bei Folgeerscheinung nach Wurmkuren, Medikamenten, Impfungen oder Pflegemitteln
- bei Haarbruch, verzögertem Haarwechsel, Stumpfheit des gesamten Felles und stellenweisem Haarausfall
- bei auffallender intensiver Rötung der Bereiche um die Köperöffnungen (Augen, Nüstern, Lippenspalte, Scheide, After)
- bei Tieren mit morgendlichen Durchfällen
- bei Verschlimmerung durch Kälte, Wetterwechsel und Nässe sowie Ruhe und langes Boxenstehen
- bei starker Verschlechterung durch Abduschen, Abwaschen und Abreiben mit feuchten kalten wassergetränkten Tüchern

- bei Besserung durch Wärme und trockenes warmes Wetter sowie stetige intensive Bewegung
- siehe Konstitutionsmittel

→ Sulfur D6: 1–2-mal täglich 10 Kügelchen oder 10 Tropfen oder Sulfur D30: 2-mal pro Woche 10 Kügelchen

Eiternde Ekzeme

Hepar sulfuris (Kalkschwefelleber)
- bei eitrigen Hautveränderungen besonders an Stellen mit wenig »Polsterung« (spärliches oder fehlendes Unterhautfettgewebe, Muskulatur etc.)
- Kopfbereich und die untere Gliedmaßenregion
- bei nicht wund machendem Eiter (die Haare im Eiterbereich gehen nicht aus)
- bei übel riechendem Sekret
- bei Neigung zum Chronischen
- bei scheinbar unheilsamen Geschwüren
- bei juckenden und scheinbar schmerzenden Hautveränderungen (ständiges Scheuern und Kratzversuche mit den Beinen)
- bei blutig gescheuerten oder gekratzten Hautstellen
- bei Verschlechterung durch Kälte, vor dem Regenwetter und bei Berührung
- bei Besserung durch warme Ställe, feuchtwarmes Klima und bei einsetzendem Regen

→ Hepar sulfuris D8: 1-mal täglich 10 Kügelchen oder 10 Tropfen
Wichtig: niedere Potenzen fördern die Eiterung – Hepar sulfuris D30: 1-mal pro Woche beugt der weiteren Eiterung vor!

Silicea (Kieselsäure)
- bei eitrigen Ekzemen mit pustulösen und krustösen Veränderungen
- bei mehr chronischen Erscheinungen mit Borkenbildung
- bei wund machendem Eiter (die Haare gehen aus, die noch gesunde Haut wird angegriffen)
- bei schlechter »Heilhaut«, jede kleine Verletzung führt sofort zur lang anhaltenden Eiterung
- bei eitrigen Kronsaumgeschwüren und Strahlfäule (übelst riechend)
- bei ständig wiederkehrenden Hufabszessen
- bei vorwiegendem Befall der weißen oder hellen Hufe
- bei juckenden borkigen Einrissen im Hals – Kruppenbereich
- bei dünner Haut und spärlicher Behaarung
- siehe Konstitutionsmittel

→ Silicea D12: 1-mal täglich 10 Kügelchen oder 10 Tropfen

Fettige Haut

Causticum Hahnemanni (Ätzstoff Hahnemanns)
- bei fettiger öliger Hautveränderung
- bei schmierigen Belägen im Zwischenschenkelbereich
- bei verstärkt nach Pferd riechenden Hautausdünstungen
- bei juckenden schuppigen Verklebungen
- bei öligem Ausfluss aus den Ohren
- bei vermehrter Krustenbildung am Schlauch oder an der Scham
- bei pastösen Auflagerungen am Unterbauch oder anderen wenig behaarten Regionen
- bei weißlich grauen fettigen Ablagerungen an den Händen nach Streicheln oder Klopfen des Pferdes
- siehe Konstitutionsmittel

→ Causticum D12: 1-mal täglich 10 Kügelchen oder 10 Tropfen oder Causticum D30: 2-mal wöchentlich 10 Kügelchen oder 10 Tropfen

Thuja occidentalis (Lebensbaum)
- bei öliger klebriger Haut
- bei trockenen Schuppen am Kopf und vorwiegend im mittleren Drittel der Mähne
- bei geringster Anstrengung Schweißbildung im genitalen Bereich, im Schenkelspalt, Euter und Analfalte
- bei chronischen oder immer wiederkehrenden Ekzemen, Haarausfall
- bei nässenden Geschwüren an weniger behaarten Stellen
- bei spröden oder verkrüppelten Hufen oder Kastanien
- bei leicht fischigem Geruch nach kräftigem Schwitzen
- bei borkigen Belägen am Schlauch und in der Schlauchregion sowie im Schambereich
- bei eher rauen borkigen Warzen
- bei fischigem Geruch der Strahlfäule
- bei krustigen Belägen und vermehrter Hornhautbildung auf den Liegestellen
- siehe Konstitutionsmittel

→ Thuja occidentalis D12: 1-mal täglich 10 Kügelchen oder 10 Tropfen oder Thuja occidentalis D30: 1-mal wöchentlich 10 Kügelchen oder 10 Tropfen

Nässende Haut

Mercurius solubilis (Hahnemannsches Quecksilber)
- bei nässenden Ekzemen mit starker Rötung aber wenig Schwellung
- bei erhöhter Schmerzhaftigkeit durch Berührung
- bei fehlendem Juckreiz
- bei unheilsamer Haut mit ständig

wechselndem Aussehen (Pusteln, Nesselausschlag, Rötung, Eiterung, Borkenbildung, Geschwür, reichliche flüssige Absonderungen)
- bei übel riechenden reichlichen Schweißen ohne Anstrengung oder Arbeit
- bei ständiger Lecksucht an den betroffenen Stellen, Schutzverbände werden abgebissen oder abgestreift
- bei nässender Mauke
- bei Verschlimmerung durch Kälte und Nässe aber auch Wärme und warme Umschläge
- siehe Konstitutionsmittel

→ Mercurius solubilis D12: 1-mal täglich 10 Kügelchen oder 10 Tropfen oder Mercurius solubilis D30: 1-mal wöchentlich 10 Kügelchen oder 10 Tropfen

Psorinum (Psorinum Nosode)
- bei nässendem Ekzem mit gelbdurchsichtigen Bläschen
- bei ausgeprägtem Juckreiz
- bei höckriger Oberfläche mit verschiedenen Stadien des Ekzems (Rötung, Schwellung, Eiterung, Sekretion, Krusten und Borkenbildung)
- bei Haarausfall im gesamten vom nässenden Ekzem betroffenen Hautbezirk
- bei nach Aas oder sehr süßlich riechenden Sekreten
- bei Verschlimmerung im Winter in der Kälte, wenn warmes Wetter auf kaltes folgt, durch Sonneneinstrahlung und durch Transport
- bei Besserung durch Ruhe, Wärme und Futteraufnahme
- siehe Konstitutionsmittel

→ Psorinum D30: 1-mal pro Woche 10 Kügelchen

Borkige Haut

Mezereum (Seidelbast)
- bei stark juckenden und schmerzhaften Ekzemen mit intensiver Krusten- und Borkenbildung (Mauke)
- bei Aufweichung oder Entfernung der Borken folgen Blutungen
- bei Hervorquellen von Eiter unter den Borken
- bei Annahme einer allergischen Ursache in der nächsten Umgebung
- bei wund machenden Sekreten unter den und neben den Borken
- bei vorwiegendem Befall der Hautregionen mit längerer Behaarung (Mähne, Schweif, Kötenbehang)
- bei Verschlimmerung durch Wärme, Berührung und in der Nacht
- bei Besserung durch Kühlung, kalte Angussverbände und eher festen Druck

→ Mezereum D6: 1–2-mal täglich 10 Kügelchen oder 10 Tropfen

Graphites (Reißblei)
- bei juckenden schuppigen Borken
- bei Verdickungen der betroffenen Hautstellen und deren Umgebung
- bei Krusten und Borken am Übergang von Haut zu Schleimhaut an den Köperöffnungen
- bei Einrissen mit Borkenbildung vor allem um den Anus und bei Stuten um die Schamregion
- bei honigartigem Sekret unter den Krusten und Borken
- bei nur leichter Schuppenbildung an den Oberlidern in den Zwischenaugenwirbeln und an der Oberlippe (Pferde versuchen während des Reitens ihre Oberlippe am Boden zu jucken)
- bei intensivem Haarverlust in den betroffenen Regionen
- bei verdicktem Hufhorn mit Abschilferungen
- bei Neigung zu Krüppelhufen
- bei eher korpulenten Tieren
- bei sehr gefräßigen und faulen Pferden
- siehe Konstitutionsmittel

→ Graphites D12: 1–2-mal täglich 10 Kügelchen oder 10 Tropfen oder Graphites D30: 1–2-mal wöchentlich 10 Kügelchen

Ekzeme an der Haut- und Schleimhautgrenze

Acidum nitricum (Salpetersäure)
- bei geschwürigen Ekzemen an den Nüstern am Übergang von Schleimhaut zu Haut
- bei grauen bis graugrünen Krusten, die nach Entfernen leicht bluten
- bei scharfen wund machenden Sekreten (Haarverlust der eingenässten Stellen)
- bei Neigung zum »Weiterfressen«, d.h. sich weiter ausbreiten, der Geschwüre
- bei tiefen blutenden Einrissen und Einkerbungen am Schließmuskel des Afters
- bei dicken Borken am unteren Scheidenausgang mit reichlichem gelbgrünem Ausfluss
- bei unheilsamen Veränderungen im Bereich des Schlauches
- bei vermehrter »Knastbildung« am Schlauch
- bei schmierigen, öligen Absonderungen im hinteren Schenkelspalt
- bei Verschlimmerung durch Wetterwechsel, nächtliche Stallwärme und durch erhöhte Ammoniakkonzentrationen
- Regen und Schnee
- bei Besserung durch Bewegung, frische Luft
- siehe Konstitutionsmittel

→ Acidum nitricum D12: 1-mal täglich 10 Kügelchen oder 10 Tropfen oder Acidum nitricum D30: 1-mal wöchentlich 10 Kügelchen

Petroleum (Steinöl)
- bei leicht blutendem Ekzem am Übergang von Haut zu Schleimhaut vor allem im Kopfbereich
- bei dick verhornten Veränderungen an und in der Ohrmuschel
- bei eher weißlichem dünnen Eiter
- bei intensiver Schweißbildung mit üblem Geruch
- bei pappigen öligen Belägen um die Augen, Ohren, Nüstern, Scham, Schlauch und After
- bei eitrigen Kronrandentzündungen mit viel Eiter und totalem Haarausfall in der Region
- bei Strahlfäule ätzend die Hornsohle beschädigend (vermehrte Hornablösung)
- im Winter periodisch auftretend
- bei Verschlimmerung durch Kälte und intensives Arbeiten
- bei Besserung durch Sommerwärme und Weidegang

→ Petroleum D12: 1-mal täglich 10 Kügelchen oder 10 Tropfen

Heuallergie (Staubhusten)

Heuallergien werden ausgelöst durch staubiges Heu und Stroh, sporenhaltigen Heustaub sowie blühende Gräser, Kräuter und Blumen. Die Krankheit beginnt mit vermehrter Bildung von Tränenflüssigkeit und dadurch bedingt durchsichtigem Ausfluss aus den Nüstern sowie leichten Hustenstößen, die bis zu schweren Hustenattacken gehen können.

Tiere mit einer chronischen Bronchitis und gleichzeitiger Allergiereaktion sind sehr gefährdet, und die Hustenstöße und Hustenanfälle enden in einer starken Atemnot.

Womit behandeln?

Allium cepa (Küchenzwiebel)
- bei mildem Tränenfluss
- bei bellendem Kitzelhusten
- bei Verschlimmerung durch Wärme, warme Ställe und Sonneneinstrahlung
- bei Besserung durch Kälte, kalte Luft und im Freien

→ Allium cepa D4: 2–3-mal täglich 10 Kügelchen oder 10 Tropfen

Euphorbium (Wolfsmilchgewächs)
- bei starker Rötung der Augenschleimhäute und der Lidränder

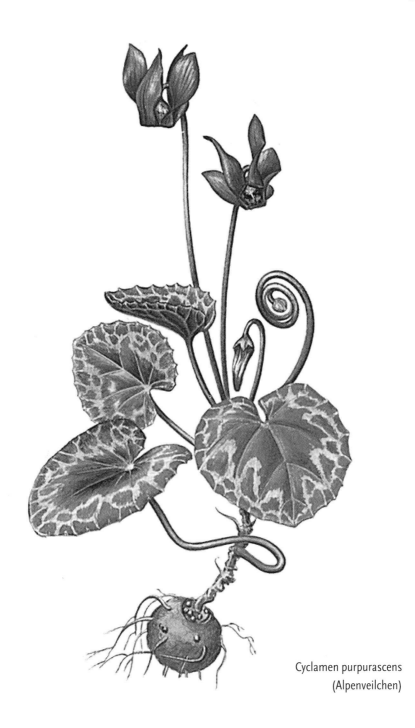

Cyclamen purpurascens
(Alpenveilchen)

- bei häufigem Schnauben mit schleimiger, wässriger Absonderung
- begleitende Symptome: häufiger Husten mit trockenen Hustenstößen; der Kopf wird dabei in die Höhe gestreckt
- auffallendes Symptom: viel Speichel läuft aus der Mundhöhle

→ Euphorbium D4: 2–3-mal täglich 10 Kügelchen oder 10 Tropfen

Galphimia glauca (Mexikanische Heilpflanze)
- aus allen Schleimhäuten des Kopfes (Auge, Nase, Mundhöhle) rinnt wässriges Sekret
- alle Schleimhäute des Kopfes sind stark gerötet
- Begleitsymptom: die Augen werden wegen Lichtscheu möglichst geschlossen gehalten

→ Galphimia glauca D6: 3-mal täglich 10 Tropfen
Galphimia glauca ist auch als Prophylaktikum bei Heuallergie sehr bewährt:
→ Galphimia glauca D6: 1-mal täglich 10 Tropfen

> Vorsicht bei Pferden, bei denen es zu einer deutlichen Verschlechterung des Zustandes kommt. Auch starker Juckreiz kann dafür ein Anzeichen sein.

> Dann empfiehlt sich eine gründliche homöopathische Fallaufnahme mit einer langfristigen Behandlung sowie vor allem eine staubarme Haltung, Nassheu, Einstreu mit Hobelspänen und Offenstall oder Boxen!

Hufabszesse

Hufabszesse sind in der Regel eitrige Kammern, die in der Hufwand entstehen, oft verursacht durch Eindringen von Fremdkörpern (kleine Steinchen und Holzstücke, die über die weiße Linie in den Huf eindringen), weiterhin durch Verletzungen der wachsenden Hornschicht durch den Hufschmied oder durch Schläge auf den oberen Teil des Hufes (z. B. Hindernisstangen). Die Hufabszesse führen häufig zu einer fieberhaften Erkrankung; die Tiere verweigern die Futteraufnahme. Nach 1–2 Tagen tritt plötzlich eine hochgradige Lahmheit auf. Der Sitz des Abszesses kann durch Abdrücken des Hufes mit der Hufuntersuchungszange meist gut lokalisiert werden.

Der Hufabszess muss vom Tierarzt oder Schmied eröffnet werden. Die Eröffnung des Abszesses lässt in der Regel den Eiter entweichen, und jetzt dürfen Sie mit homöopathischen Arzneien eingreifen, die Heilung fördern.

Womit behandeln?

Hepar sulfuris (Kalkschwefelleber)
- bei dickem, gelbem, rahmigem Eiter
- bei üblem Geruch der Absonderungen
- bei Verschlimmerung durch Kälte, durch Berührung, durch kalte Angüsse und nachts
- bei Besserung durch Wärme, warmes Wetter und warme Watteverbände

→ Hepar sulfuris D8: 3–4-mal täglich 10 Tropfen

Lachesis (Buschmeisterschlange)
- bei dünnflüssigem, rötlichem, wund machendem Eiter
- es kommen Gewebefetzen aus der Öffnung
- bei großer Schmerzhaftigkeit im gesamten Huf-, aber auch im unteren Gliedmaßenbereich
- die Tiere wollen sich nicht anfassen und untersuchen lassen
- bei Verschlimmerung durch Wärme jeglicher Art, auch Verbände – diese werden vom Pferd nicht geduldet und sogar abgerissen –, durch Ruhe und nachts
- bei Besserung durch leichte Bewegung, frische Luft, Kühle, kühle Verbände und tagsüber

→ Lachesis D8: 3–4-mal tägl. 10 Tropfen

Silicea (Kieselsäure)
- wichtigstes Mittel bei verzögerter Heilung nach Eröffnung und Entleerung des Abszesses
- der Eiter ist gelb, dick und mild
- begleitende Beschwerden: die Hufe sind auffällig brüchig und von Strahlfäule befallen
- bei Verschlimmerung durch Kälte, kalte Wasseranwendungen, kalten Anguss und Angussverbände
- bei Besserung durch Wärme und durch trockene gepolsterte Verbände

→ Silicea D12: 2–3-mal täglich 10 Kügelchen oder 10 Tropfen

> Hufabszesse sollten unter keinen Umständen ausschließlich vom Pferdehalter behandelt werden. Dieser führt nur die begleitende Behandlung durch.

Hufrehe

Die Hufrehe ist eine nicht infektiöse Entzündung der Huflederhaut. Als Ursache vermutet man ein allergisches Geschehen, das letztlich durch kohlehydratreiches Gras (Fruktan) im Frühjahr, Fütterung von Gerstenschrot, Nachgeburtsverhaltung, Gabe bestimmter Medikamente oder Überlastung durch Reiten auf hartem Untergrund verursacht wird. Es gibt zwei Formen: die akute Rehe (sie sollte sofort vom Tierarzt versorgt werden) und die chronische Rehe (die für die homöopathische Therapie sehr gut geeignet ist).

Womit behandeln?

Ginkgo biloba (Ginkgobaum)
- fördert die Durchblutung im Huf
- wird im Zusammenhang mit Nux vomica oder Sulfur eingesetzt

→ Ginkgo biloba D4: 1-mal täglich 10 Tropfen

Nux vomica (Brechnuss)
- bei Entstehung der Krankheit durch zuviel Getreideschrot, Silage, junges Gras
- bei Verschlimmerung durch kaltes trockenes Wetter, Stallhaltung, Tadel
- bei Besserung durch Wärme, leichtes Bewegen, fließend kaltes Wasser

→ Nux vomica D6: 2-mal täglich 10 Kügelchen oder 10 Tropfen oder Nux vomica D30: 2-mal pro Woche 10 Tropfen

> Eine fortgeschrittene Hufbeinsenkung mit Ausbildung des typischen Knollhufs ist auch mit homöopathischen Arzneien nicht mehr zu heilen. Linderung der Schmerzen und einen Stillstand des Prozesses können wir aber erreichen.

Hufrollenentzündung

Die Hufrollenentzündung wird vor allem bei blütigen Pferden beobachtet, die einer schweren Belastung ausgesetzt sind (Springen, Vielseitigkeit). Es entsteht ein Entzündungsprozess zwischen tiefer Beugesehne, Schleimbeutel und Strahlbein. Die knorpeligen Strukturen, die Sehne und die Knochensubstanz werden durch Überlastung oder Fehlbelastung überstrapaziert und verändern sich. Dies äußert sich in immer wiederkehrenden Lahmheiten, abwechselnd mit lahmheitsfreien Zeiten.

Bei Verdacht auf diese Krankheit (wechselnde Entlastung der Vordergliedmaßen, Schrittverkürzung, schleifender Gang) sollten Sie Ihren Tierarzt zuziehen und nach Absprache mit ihm eine zusätzliche Homöotherapie einleiten.

Womit behandeln?

Calcium fluoratum (Flussspat)
- bei Bindegewebs- und Bänderschwäche
- bei Veränderungen (Röntgenbild) im Bereich des Knorpelgewebes und bei Knochenzysten
- bei Fehlstellung der Gliedmaßen (angeboren)
- bei Folge von Ernährungsstörungen im Fohlenalter

HUFVERLETZUNGEN | 53

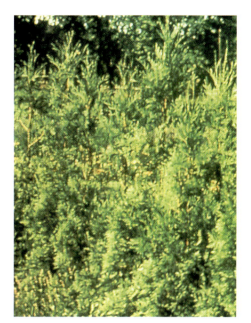

Thuja occidentalis (Lebensbaum) führt bei der Behandlung nässender und juckender Mauke zum Erfolg.

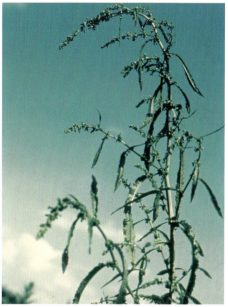

Rumex Crispus (Krauser Ampfer) ist eine Arznei, mit der man Kehlkopfentzündungen heilen kann.

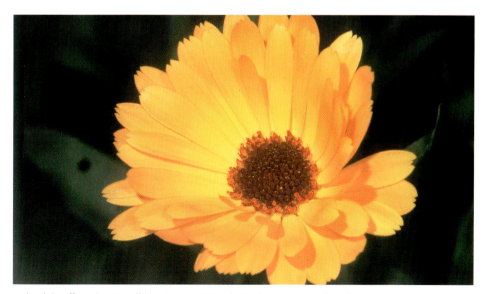

Calendula officinalis (Ringelblume) unterstützt die Heilung von Satteldruck.

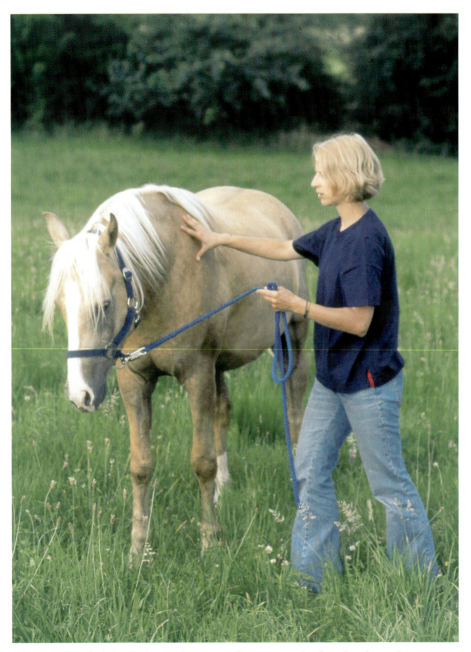

Achten Sie darauf, ob Ihr Pferd gesund ist: Kontrollieren Sie regelmäßig, ob es beispielsweise an der Schulter oder im Rücken verspannt ist.

- bei Folge von schweren Infektionskrankheiten mit massiver medikamentöser Behandlung (z. B. Cortison)
- bei Verschlimmerung durch Wärme, Druck, Gamaschen, Schutzglocken
- bei Besserung durch Kühlen, Kälte, Winter

→ Calcium fluoratum D12: 1-mal täglich 10 Kügelchen oder 10 Tropfen

Calciumfluorid wirkt auf das Kapsel-, Bänder- und Sehengewebe. Eine vorbeugende Calcium-fluoratum-Kur bei 3–6 Jahre alten Pferden ist empfehlenswert, ersetzt aber natürlich nicht das schonende, sorgfältige Anreiten und die angepasste Belastung:

- 3 Wochen lang Calcium fluoratum D4: 1-mal täglich 10 Tropfen
- 3 Wochen lang Calcium fluoratum D6: 1-mal täglich 10 Tropfen
- 6 Wochen lang Calcium fluoratum D12: 1-mal täglich 10 Tropfen

Silicea (Kieselsäure)
- bei wechselnden Lahmheiten mit leichter Schwellung des unteren Gliedmaßenbereiches
- bei sehr feingliedrigen, eher »trockenen« Gliedmaßen
- bei Neigung zur Verrenkung
- bei Folge von zu frühem Trainingsbeginn (2 Jahre)

- bei Abmagerung trotz ausreichenden, guten Futters
- bei Verschlimmerung durch Kälte, Nässe, Druck
- bei Besserung durch Wärme, Ruhe, Magnetfeld

→ Silicea D30: 2-mal wöchentlich 10 Kügelchen oder 10 Tropfen

Hufverletzungen

Hufverletzungen sind wegen der schlechten Wundheilung sehr gefürchtet. Das Hornwachstum geht nicht so rasch vonstatten wie z. B. das Wachstum der Haut. Die Ausheilung einer Wunde in dieser Region bedarf einer sehr sorgfältigen, intensiven und langen Pflege. Die Verletzungen werden sehr häufig hervorgerufen durch Huftritte, aber auch durch Fremdeinwirkungen (z. B. Unfälle, Vernagelung).

Womit behandeln?

Tarantula cubensis (Vogelspinne)
- bei heftiger Entzündung mit starker Schwellung
- bei großer Schmerzhaftigkeit; das Pferd steht auf drei Beinen
- die gesamte Gliedmaße im unteren Bereich ist warm, berührungsempfindlich und geschwollen

- die Haut spannt sehr stark, es tritt Flüssigkeit aus den Hautporen
- es wird viel abgestorbenes Gewebe abgestoßen
- begleitende Symptome: auffällige Unruhe des gesamten Tieres, Trippeln und Weben
- bei Verschlimmerung durch Berührung, Bewegung, Kälte, kalte Anwendungen und Säuberung der Wunde
- bei Besserung durch Ruhe, Verband und Wärme

→Tarantula cubensis D6: 2–3-mal täglich 10 Tropfen

Pyrogenium (Autolysiertes Rindfleisch)
- bei starker Eiterung der Wunde mit Schwellung, Rötung und Hitze der Umgebung
- der Eiter ist dünnflüssig und eher klar
- der Eiter stinkt nach Aas
- begleitende Symptome: häufig hohes Fieber mit übel riechenden, wässrigen Durchfällen, reichlichen Schweißen am gesamten Körper verbunden mit großem Durst
- bei Verschlimmerung durch Bewegung (auch Koppelgang), Kälte, kalte Anwendungen und sogar Trinken von kaltem Wasser
- bei Besserung durch Einwickeln, frische Verbände, heiße Umschläge, Ruhe, Wärme und Verbringen in den warmen Stall

→Pyrogenium D8: 2-mal täglich 10 Kügelchen oder 10 Tropfen

Lachesis (Buschmeisterschlange)
- bei dünnflüssigem, serösem Eiter
- die Wundränder bluten leicht
- der Hufsaum ist blutrot verfärbt und geschwollen
- Begleitsymptome: unstillbarer Durst, Futterverweigerung, Fieber mit Schweißbildung im Halsbereich
- bei Verschlimmerung durch Aufenthalt im warmen Stall, Druck, morgens nach dem Schlaf, durch Ruhe, Unterdrückung der Sekretion, Verband und Berührung
- bei Besserung durch Beginn der Absonderung (Eiter, Schweiß), Bewegung, frische Luft und kalte Umschläge

→Lachesis D8: 2-mal täglich 10 Tropfen

Treten Hufverletzungen, vor allem Ballentritt, immer an derselben Gliedmaße auf, so kann dies ein Hinweis auf eine falsche Schrittlänge sein. Es liegen dann unter Umständen Taktunreinheiten vor, deren Ursachen zu klären sind. Schutzglocken oder eine Änderung des Hufbeschlags sowie eine Änderung in der Arbeitsweise (Reiten) schaffen hier Abhilfe. Bei Fieber bitte sofort den Tierarzt rufen!

Insektenstiche

Insektenstiche führen beim Pferd zu vielfältigen Störungen. Die Stichstelle beginnt zu schwellen, Juckreiz und Schmerzhaftigkeit treten auf. Die Tiere sind sehr unruhig, sie versuchen, die betroffenen Stellen zu scheuern. Insektenstiche können auch allergische Reaktionen nach sich ziehen, so dass es auf der gesamten Haut zu Quaddelbildungen kommen kann (vergleichbar der Nesselsucht beim Menschen).

Womit behandeln?

Ledum palustre (Sumpfporst)
- bei allen Stichverletzungen – auch Insektenstichen – wichtigste Arznei
- bei Schwellung, Hitze, Berührungsempfindlichkeit mit Aufstellen der Haare
- bei Verschlimmerung durch Wärme und nachts
- bei Besserung durch Kälte, kaltes Wasser und kalte Anwendungen

→ Ledum palustre D4: 2–4-mal täglich 10 Tropfen; vorbeugend in der Hauptbelastungszeit: Ledum palustre D30: 3-mal wöchentlich 10 Kügelchen oder 10 Tropfen

Staphisagria (Stephanskraut)
- bei Stich mit starker Schmerzhaftigkeit

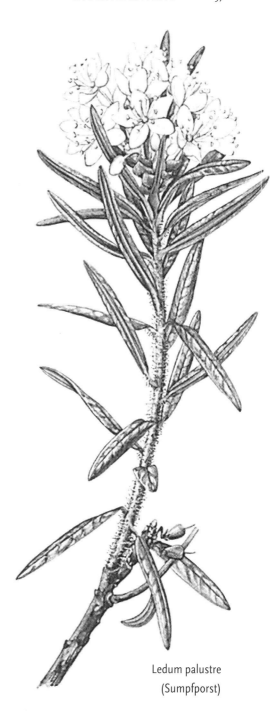

Ledum palustre
(Sumpfporst)

- bei gelbem Eiter schon nach 4–5 Stunden
- bei starkem Juckreiz; die Tiere versuchen, sich zu beißen oder mit den Gliedmaßen zu kratzen; dadurch kommt es häufig zu Hautverletzungen
- bei Verschlimmerung durch Kälte und Ruhe
- bei Besserung im Freien, durch Wärme und leichte Bewegung

→ Staphisagria D6: 2–4-mal täglich 10 Kügelchen oder 10 Tropfen; zur Vorbeugung: Staphisagria D30: 3-mal wöchentlich 10 Kügelchen oder 10 Tropfen

Apis mellifica (Honigbiene)
- bei sehr starker Schwellung mit Aufstellen der Haare in der Umgebung des Stichs
- bei starker Schmerzhaftigkeit
- Begleitsymptome: große Unruhe und Ängstlichkeit
- bei Verschlimmerung durch Druck, Berührung und Verband, nachts und nach Ruhepausen und durch feuchtwarme Verbände (feuchte Kammer), auch durch Prießnitz-Verbände
- bei Besserung durch Kälte, kalte Umschläge, frische, kalte Luft sowie kühlende Salben, Breie etc.

→ Apis mellifica D4: 2–3-mal täglich 10 Kügelchen oder 10 Tropfen; vorbeugend: Apis mellifica D30: 3-mal wöchentlich 10 Kügelchen oder 10 Tropfen

Sulfur (Schwefel)
In fast 60% aller Fälle hat es sich bewährt, bei Tieren, die sehr stark auf Insektenstiche reagieren, vorbeugend in der entsprechenden Jahreszeit 1-mal wöchentlich Sulfur D30 (10 Kügelchen oder 10 Tropfen) zu verabreichen.

> Es ist trotzdem wichtig, die Pferde möglichst vor den Insektenstichen zu schützen!
>
> Die Maßnahmen richten sich natürlich nach den Insekten der jeweiligen Jahreszeit und ihrem Verhalten: Koppelgang nachts bei tagaktiven Insekten, Koppelgang tagsüber bei eher abend- und nachtaktiven Insekten. Ätherische Öle (z. B. Teebaumöl, Nelkenöl) sind den chemischen Mitteln vorzuziehen.

Kehlkopfentzündungen

Die Kehlkopfentzündung kommt selten als eigenständige Erkrankung vor.

Ein eher trockenes Hüsteln während des Ein- oder Ausatmens weist auf eine Kehlkopfbeteiligung hin.

Ein leichter Druck auf den Kehlkopfbereich führt zur spontanen Hustenauslösung. Bei längerer Belastung treten rasselnde Ein- und Ausatmungsgeräusche auf.

Womit behandeln?

Spongia tosta (Gerösteter Schwamm)
- bei Trockenheit der Nasenschleimhäute
- bei hohlem, heiserem Hüsteln
- bei starker Schwellung der Ganasche, des Kehlkopfs oder der Ohrspeicheldrüse
- bei Verschlimmerung durch Einatmen von kalter Luft, im Winter, beim Wassertrinken und Tiefhalten des Kopfes
- bei Besserung durch feste Futteraufnahme (Heu, Stroh), warmes Wetter, Wärme und leichte Bewegung

→ Spongia tosta D4: 1–3-mal täglich 10 Kügelchen oder 10 Tropfen

Kalium jodatum (Jodkali)
- bei anfallsartigem, eher trockenem Husten
- bei anfangs dünnem, wässrigem, wund machendem Ausfluss aus den Nüstern
- der Husten ist sehr leicht auslösbar, schon beim Anlegen des Halfters
- bei Verschlimmerung durch Wetterwechsel, Wärme und Ruhe
- bei Besserung durch kühle, frische Luft und leichte Bewegung

→ Kalium jodatum D4: 1–3-mal täglich 10 Kügelchen oder 10 Tropfen

Rumex crispus (krauser Ampfer)
- bei krampfartigem, trockenem Husten
- bei Rasselgeräuschen im Kehlkopf
- bei Verschlimmerung durch die geringste Bewegung, durch Einatmen kalter Luft und durch Futteraufnahme (Kraftfutter)
- bei Besserung durch Eindecken und Stallwärme

→ Rumex crispus D4: 1–3-mal täglich 10 Kügelchen oder 10 Tropfen

> Kehlkopfentzündungen sind bei Pferden ein ernstes Problem, da die Ein- und Ausatmung beeinträchtigt wird und es unter anderem zur Atemnot kommen kann.
> Eigenbehandlungen sollten nach 3–4 Tagen erfolgreich sein, sonst rufen Sie bitte den Tierarzt.

Kehlkopfpfeifen

Das Kehlkopfpfeifen wird durch eine in der Regel einseitige Stimmbandlähmung hervorgerufen. Es gehört zu den Hauptmängeln – der Käufer hat also ein Recht auf Wandlung des Kaufes bei fristgemäßer Feststellung. Man kann mit einigen homöopathischen Arzneien einen

Behandlungsversuch starten. Die Erfolge liegen bei etwa 30% der behandelten Fälle.

Womit behandeln?

Plumbum metallicum (Blei)
▸ Blei ist das Mittel der eher schlaffen Lähmung
▸ dadurch treten schnarrende Ausatmungsgeräusche auf
▸ begleitende Symptome: Darmträgheit mit trockenen, harten »Äpfeln«, stolpernder Gang

→ Plumbum metallicum D30: 2–3-mal wöchentlich 10 Kügelchen oder 10 Tropfen

Lathyrus sativus (Platterbse)
▸ bei Pfeifen während größerer Belastung
▸ begleitende Symptome: taumeliger Gang, Steifheit der Beine zu Beginn der Bewegung (läuft sich ein), Kniescheibe hüpft zur Seite oder verklemmt sich, Folge: hahnentrittähnliche Bewegung

→ Lathyrus sativus D8: 1-mal täglich 10 Kügelchen oder 10 Tropfen

Causticum (Ätzstoff Hahnemanns)
▸ bei Pfeifen durch mittlere Belastung, Ein- und Ausatmungspfeifen
▸ bei ataktischem Gang bei Beginn der Bewegung
▸ begleitende Symptome: einseitig hängende Augenlider, einseitig hängende Lippe
▸ bei Neigung zu Koliken

→ Causticum D30: 2–3-mal wöchentlich 10 Kügelchen oder 10 Tropfen

Beim Erwerb eines Pferdes sollten Sie es unbedingt längere Zeit (1/2 Stunde) in allen Gangarten intensiv und bis zur intensiven Atmungsanregung bewegen, damit dieses Kehlkopfleiden hörbar wird.

Knochenhautverletzungen

Die Knochenhautverletzungen entstehen durch Schlag, Stoß sowie durch tiefe Verletzungen der Haut (bis auf den Knochen). Ein bis zwei Tage nach dem Schlag (z. B. durch Hindernisstangen) treten Lahmheiten auf. Die Knochenhaut im verletzten Bereich schwillt an und zeigt durch vermehrte Wärme und Schmerzhaftigkeit eine Entzündung an. In den meisten Fällen helfen Kälteanwendungen, die akuten Symptome zu beseitigen. Es gilt jedoch, die Folgeerkrankungen dieser Entzündung (z. B. Knochenauftreibungen) aufzuhalten oder abzuwenden.

Womit behandeln?

Ruta graveolens (Weinraute)
- bei erhöhtem Klopfen der Gefäße im Verletzungsbereich
- bei Hitze und großer Schmerzhaftigkeit
- bei Verschlimmerung durch feuchte Verbände und Ruhe
- bei Besserung durch anfängliche Kälteanwendung und leichte Bewegung

→ Ruta graveolens D4: 2–5-mal täglich 10 Tropfen; Ruta extern äußerlich: 1–3 Tropfen leicht einmassieren

Acidum hydrofluoricum (Flusssäure)
- auch für ältere (bis zu 1/2 Jahr) Verletzungen der Knochenhaut
- auffällig: Pferde liegen nur auf der gesunden Seite und strecken die betroffene Gliedmaße vorsichtig weg
- sie belasten das verletzte Bein nicht, stehen auf drei Beinen
- bei Verschlimmerung durch Druck, Berührung, Wärmeanwendung, Sonnenbestrahlung
- bei Besserung durch Kälte, kalte Abwaschungen und leichte, kühlende Verbände

→ Acidum hydrofluoricum D8: 1-mal täglich 10 Kügelchen oder 10 Tropfen

Symphytum officinale (Beinwell)
Der deutsche Name »Beinheil« oder »Beinwell« weist auf jahrhundertelange positive Erfahrungen mit der Wirksamkeit in der Volksmedizin hin!
- bei akuten, aber auch bei chronischen Knochenhautprozessen
- nach Operationen am Gelenk, im Gelenk oder am Knochen (Griffelbeinoperationen etc.)
- bei Knochenauftreibungen

→ Symphytum officinale D4: 1-mal täglich 10 Tropfen

Äusserlich ergänzende Behandlungsmöglichkeit mit Kytta-Plasma-Verband (der über Nacht angelegt wird); tagsüber nach gründlicher Säuberung der betroffenen Partie Kytta-Salbe auftragen.
Gelegentliche Hautreizungen mit etwas Haarausfall durch die Kytta-Behandlung sind möglich. Plasma und Salbe dann absetzen.

> Offene Wunden, die den Knochen freilegen, sollten einem Tierarzt zur Versorgung vorgestellt werden!
> Bedeckte Verletzungen dürfen nach den oben genannten Bedingungen von Ihnen versorgt werden.

Koliken s. Krampfkoliken, Verstopfungskoliken

Koppen

Das Koppen ist eine Untugend oder Unart, welche im Pferdehandel einen Wandlungsgrund darstellt. Koppende Pferde leiden häufig an Verdauungsproblemen, da die »abgeschluckte Luft« in Magen und Darm zu Blähungen und damit zu Koliken führen kann.

Wir können zwei Spielarten des Koppens beobachten: das Freikoppen und das »Aufsetzen«.

Die »Aufsetzer« haben in der Regel stark einseitig abgenutzte Zähne – ein häufiger Hinweis auf diese Unart. Bei genauer Beobachtung der koppenden Pferde stellen wir ein sichtliches Wohlbehagen während des »Schluckens« fest.

Einige arzneiliche Anwendungen bei koppenden Pferden führen zu Erfolgen, bei ebenso vielen Misserfolgen!

Ausser einer Behandlung mit Arzneien ist vor allem eine Umstellung der Gewohnheiten und der Lebensumstände des betroffenen Pferdes notwendig. Man kann versuchen, die Langeweile durch intensive Beschäftigung mit dem Tier oder durch veränderte Unterbringung im Offenstall mit Sozialkontakt zu Artgenossen und ausreichender Bewegung zu beheben.

Womit behandeln?

Zincum metallicum (Metallisches Zink)
- bei sehr unruhigen, aufgeregten Tieren; sie trippeln ständig hin und her
- bei auffälliger Verkrampfung der Halsmuskulatur
- bei Verschlimmerung nachts, durch Schreck auslösbar
- bei Besserung tagsüber und durch Ablenkung

→ Zincum metallicum D30: 1-mal täglich 10 Kügelchen

Hyoscyamus niger (Bilsenkraut)
- bei Schulpferden in den Ruhepausen nach starker Belastung
- bei futterneidischen Pferden mit Beginn der Fütterung der Nachbarpferde
- bei Auftreten tagsüber nach der Kraftfutteraufnahme
- bei Verschlimmerung durch Bestrafen, lautes Schreien etc.
- bei Besserung in der Nacht, durch Ruhe und gutes Zureden

→ Hyoscyamus niger D30: 1-mal täglich 10 Kügelchen

Datura Stramonium (Stechapfel)
- als Folge von Überanstrengung, von körperlicher und geistiger Überforderung
- die Tiere setzen überall, wo nur möglich, zum Koppen auf

- bei Verschlimmerung durch Tadel, Schreck und sexuelle Übererregtheit (Rosse, Hengstgehabe)
- bei Besserung durch mäßige Arbeit, Abwechslung und neue Eindrücke

→ Datura Stramonium D30: 1-mal täglich 10 Kügelchen oder 10 Tropfen

Strychninum phosphoricum
(Strychninphosphat)
- bei Freikoppen nur im Stall vor der Fütterung
- bei starker Verkrampfung der Kopf- und Halsmuskulatur
- bei Abgang von Blähungen oder Kot mit etwas Flüssigkeit während des Koppens
- Begleitsymptom: kolikartige Schmerzen mit aufgezogener Bauchdecke
- bei Verschlimmerung durch Berührung und laute Geräusche
- bei Besserung durch Ruhe und Niederlegen

→ Strychninum phosphoricum D30: 1-mal täglich 10 Kügelchen oder 10 Tropfen

Vorsicht! Koppen ist für die Pferdenachbarn erlernbar!
Fragen Sie in hartnäckigen Fällen einen homöopathischen Tierarzt nach einer konstitutionellen Behandlung.

Krampfkoliken

Bei den Krampfkoliken steht zunächst die Schmerzhaftigkeit im Zusammenspiel mit krampfartigem Zusammenziehen der Bauchdecken im Vordergrund. In 80 % aller Fälle sind diese krampfartigen, auch wehenartigen Schmerzattacken mit plötzlichem Niederlegen oder Sichfallenlassen verbunden. Mit dem Anschwellen des Schmerzes stürzen die Tiere in sich zusammen, und einige versuchen, mit angezogenen Beinen (in Richtung Bauchdecken) Druck auf den Bauch auszuüben, andere strecken die Gliedmaßen aus. Diese dramatischen Zustände erfordern eine umgehende Benachrichtigung eines Tierarztes, aber Sie können die Zwischenzeit nutzen, indem Sie nach der Symptomatik, die im Folgenden sehr genau beschrieben wird, homöopathische Arzneien verabreichen. Sie sollten in jedem Fall den Niederbruch des Pferdes verhindern, indem Sie das Pferd langsam und stetig auf weichem Untergrund bewegen und durch gutes Zureden und Massieren der Bauchdecken mit Strohbüscheln oder Decken auf den Beinen halten.

Auslösende Ursachen können sein: Futterwechsel, Überfütterung, schlechtes Futter (Schimmelpilze, Staub), bei Freizeitpferden plötzliche Belastung am Wochenende sowie Stress und Aufregung, z. B. Verladen, Turnierstress.

Womit behandeln?

Nux vomica (Brechnuss)
- bei krampfartigen Schmerzen mit stark geblähtem Bauch
- Bauchdecken sind hart, gespannt
- auffallend ist die starke Vorwölbung des Afters mit ständigem, vergeblichem Drang zu koten
- die »Äpfel« sind sehr klein und trocken, mit pappigem Schleim überzogen, es können aber auch Durchfall und fester Kot abwechseln
- bei großer Unruhe und Schreckhaftigkeit sowie erhöhter Erregbarkeit
- bei Verschlimmerung durch Bewegung, Kälte und Fressen ($^1/_2$ bis 1 Stunde nach der Futteraufnahme)

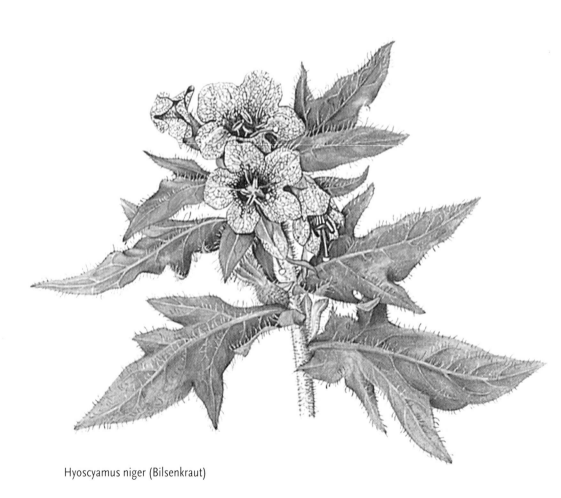

Hyoscyamus niger (Bilsenkraut)

- bei Besserung in Ruhe, durch Wärme, Niederlegen, auch hundesitzige Stellung und im warmen Stall

→ Nux vomica D6: bei Bedarf alle 15 Minuten 10 Tropfen

Colocynthis (Koloquinte)
- bei aufgetriebenem Abdomen (Bauch)
- bei plötzlich »einschießenden« Schmerzen
- das Tier schlägt mit den Gliedmaßen nach dem Bauch
- bei ständigem Aufstehen und Niederlegen
- bei Ruhelosigkeit
- bei beschleunigten Darmpassagen
- bei ängstlichem Schauen nach dem Bauch
- bei wässrigem, blutigem, fadenziehendem Durchfall
- es stinkt wie »altes Heu«, auch die reichlichen Flatulenzen (Blähungen)
- auffällige Symptome: Hunger und Futteraufnahme in der Kolikpause, starke Erregung vor dem Kolikanfall, fehlender Harnabgang (Krampf)
- als Folge von Erkältung, Ärger (Stress), Tadeln, Transport (Fahrkrankheit), erster Grünfutteraufnahme und Saufen großer Mengen nach Überhitzung
- Verschlimmerung durch Ärger, Bestrafung, durch Stress und Transport, durch Sich-auf-dem-Rücken-Wälzen und im Stehen

- Besserung durch Druck, Ruhe, Wärme (Infrarot) und Zusammenkrümmen

→ Colocynthis D6: 2–5-mal täglich 10 Kügelchen oder Tropfen

Magnesium phosphoricum (Magnesiumhydrogenphosphat)
- bei aufgetriebenem Blähbauch
- bei Umhergehen mit Stöhnen
- bei plötzlichen Durchfällen, erst mehr breiig, dann wässrig
- Begleitsymptome: vermehrtes Augentränen, Hängen der Augenlider, Augenzucken und Ausschütteln der Beine nach Kolikanfall
- als Folge von Übersäuerung der Muskulatur durch Überanstrengung und als Folge von Trinken großer Mengen kalten Wassers
- Verschlimmerung durch Kälte, bei feuchtem Wetter, auch durch Eindecken und durch Bewegung (Trab, Galopp)
- Besserung bei Wärme, durch festes Reiben und festes Gurten und im warmen Stall (Stroh)

→ Magnesium phosphoricum D8: 2–3-mal täglich oder im Abstand von 1/2 Stunde 10 Tropfen

→ Nachbehandlung: Magnesium phosphoricum D8: 2-mal täglich 10 Tropfen für 2 Tage

Pferdegerechte Unterbringung und Ernährung, regelmäßige Zahnkontrollen, Entwurmungen und artgerechte Bewegung können die Anfälligkeit für Koliken verringern.

Eine gute Beobachtungsgabe lässt Sie die ersten Anzeichen einer Kolik erkennen: ängstliches Schauen nach dem Bauch, unruhiges Trippeln, vor allen Dingen mit den Beinen in Richtung Bauch und Schwitzen im Bereich der Schultern und der unteren Halspartie.

In diesem Stadium kann man eine beginnende Selbstbehandlung empfehlen; tritt trotz dieser von Ihnen durchgeführten ersten Maßnahmen nicht innerhalb von 45 Minuten eine Besserung ein, sollte unverzüglich der Tierarzt gerufen werden.

Kreuzverschlag (Feiertagskrankheit)

Der Kreuzverschlag entwickelt sich häufig durch intensive Fütterung an Ruhetagen oder in Perioden, in denen das Pferd nicht arbeitet. In der Muskulatur sammelt sich dann an Ruhetagen sehr viel gespeicherte Energie an. Mit Beginn der Bewegung bildet sich plötzlich sehr viel Milchsäure. Diese führt zu einem Muskelkater. Das Pferd kann sich vor Schmerzen, vor allem in der Kreuzgegend, nicht mehr bewegen. In sehr schlimmen Fällen wird dunkel gefärbter oder richtig dunkler Urin abgesetzt. Rufen Sie in solch dramatischen Fällen sofort Ihren Tierarzt!

In den leichteren Fällen – steifer Gang der Hintergliedmaßen und Verspannungen der Rücken- und Lendenmuskulatur sowie leichtes Muskelzittern – können Sie zunächst einen Selbstbehandlungsversuch starten.

Womit behandeln?

Aconitum napellus (Eisenhut, Sturmhut)
- bei steifem Gang mit den Hintergliedmaßen
- das Pferd schaut sich ängstlich und aufgeregt nach hinten um
- die Muskeln im Lenden- und Kruppenbereich sind verspannt, leicht geschwollen und etwas wärmer
- Begleitsymptome: eine übertriebene Berührungs-, Licht- und Geräuschempfindlichkeit bei erschwertem Strahlen (Harnen)
- bei Verschlimmerung durch Bewegung, Verladen, kalten, trockenen Wind und Kälte
- bei Besserung durch Wärme, Ruhe, Eindecken und durch Abgang von viel Harn

→ Aconitum napellus D30: 1–3-mal im Abstand von jeweils einer Stunde 10 Kügelchen oder 10 Tropfen

Rhus toxicodendron (Giftsumach)
- bei Steifigkeit in der Anfangsbewegung
- bei großer Unruhe mit Trippeln der Vordergliedmaßen
- die Schmerzen zwingen das Pferd scheinbar, sich eher zu bewegen
- bei leichter Muskelschwellung ohne Wärme
- häufige Begleitsymptome: Schwitzen am Hals und im Schulterbereich mit nesselartigem Ausschlag an den Schwitzstellen
- bei Verschlimmerung durch Nässe und Kälte, durch Durchnässung nach einem Regenguss durch Ruhe und nach Überanstrengung

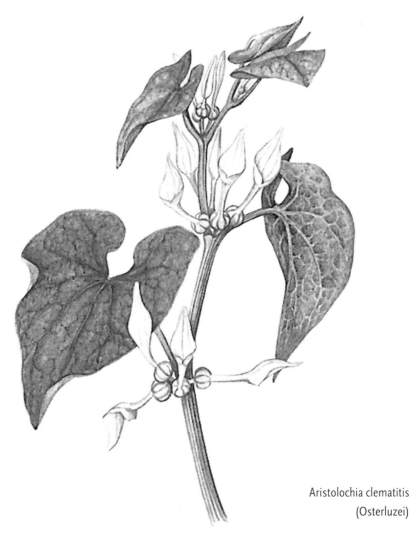

Aristolochia clematitis
(Osterluzei)

- bei Besserung durch Wärme, Stallwärme, leichte, eher fortgesetzte Bewegung und leichtes Massieren der betroffenen Muskelpartien mit Eindecken

→ Rhus toxicodendron D8: 2–3-mal 10 Kügelchen oder 10 Tropfen

Dichapetalum (Afrikanischer Baum)
- bei »Gummibeinen«; die Hinterbeine neigen zu kurzem Einknicken
- die Rückenpartie und der Hals werden eher steif gehalten
- bei deutlicher Verspannung der Kruppenmuskulatur
- bei Verschlimmerung durch Bewegung, Kälte und Massagen oder Berührung. In diesem Fall bitte nicht eindecken!
- bei Besserung durch Ruhe, Wärme, Niederlegen sowie Abgang von Harn und Darmgasen

→ Dichapetalum D4: 1–3-mal täglich 10 Kügelchen oder 10 Tropfen im Abstand von einer halben Stunde

Vorsicht bei Ausritten, Turnierstress nach Verladen, Ruhepausen vor allem bei trockenen, kalten Winden!
Die Kraftfuttergabe an Ruhetagen sollte vernünftig reduziert werden. Je nach Konditionszustand gibt man bis zu 2/3 weniger Hafer oder Pellets.

Krippensetzen s. Koppen

Lahmheiten

Die Lahmheit ist eine Schmerzreaktion des Tieres und zeigt eine Behinderung in der Fortbewegung an. Die Lahmheiten können in allen Gangarten sichtbar sein; sie können aber ebenso in einer Gangart sichtbar und in der anderen verschwunden sein. Ausserdem unterscheiden wir drei Arten von Lahmheit: Stützbeinlahmheit, welche beim Fussen sichtbar wird, Hangbeinlahmheit, welche beim Vorführen der Gliedmaße sichtbar wird, und die gemischte Lahmheit.

Schmerzhafte Prozesse an den Beinen des Pferdes haben vielfältige Ursachen, z. B. Verrenkungen, Verstauchungen, Verletzungen, Überlastung und Entzündungen im Gliedmaßenbereich.

Womit behandeln?

Bryonia dioica (Rotbeerige Zaunrübe)
- bei starker Schwellung der Gelenke mit Hitze und Rötung (nur bei weißen Gelenkpartien sichtbar)
- bei unruhigem Stampfen der betroffenen Gliedmaße, gefolgt von totaler Entlastung
- bei totaler Entlastung
- bei deutlicher Lahmheit mit Stöhnen bei jeder Bewegung
- Begleitsymptom: die Tiere versuchen,

sich auf das schmerzende, betroffene Gelenk zu legen
- bei Verschlimmerung durch jede Bewegung, durch Wärme und durch leichte Berührung
- bei Besserung durch festen Druck, durch Ruhe und kalte Wasseranwendungen

→ Bryonia dioica D6: 2–3-mal täglich 10 Kügelchen oder 10 Tropfen oder Bryonia dioica D30: 1-mal täglich 10 Kügelchen oder 10 Tropfen

Rhus toxicodendron (Giftsumach)
Dies ist die wichtigste Arznei bei allen Lahmheiten, die eine Folge von Verrenkung, Verstauchung und Vertreten sind.
- bei Pferden, die vor allem Besserung der Lahmheit durch Bewegung zeigen
- bei deutlicher Lahmheit während der Anfangsbewegung und bei direkter Besserung nach den ersten 20–30 Schritten
- bei mäßiger Schwellung des betroffenen Gelenks mit nur unmerklicher Temperaturerhöhung
- bei Schmerzreaktion nur durch starken Druck oder starke Streckung des betroffenen Gelenks
- bei Verschlimmerung durch Kälte, auch örtlich (alle Beschwerden), durch Nässe, vor allem aber durch eine Verstärkung der Lahmheit durch vorherige Ruhepause
- bei Besserung durch Bewegung, Wärme und lokale Wärme (Verbände)

→ Rhus toxicodendron D6: 2-mal täglich 10 Kügelchen oder 10 Tropfen; Rhus toxicodendron D30: 2–3-mal wöchentlich 10 Kügelchen oder 10 Tropfen

Ruta graveolens (Weinraute)
- bei starker, ödematöser Schwellung des Gelenks

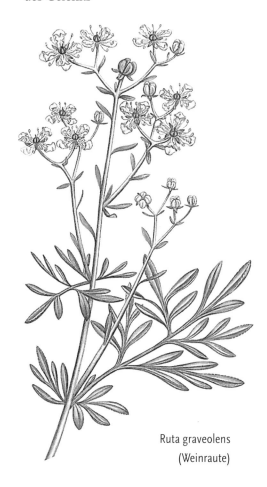

Ruta graveolens (Weinraute)

- bei starker Verdickung der Sehnenscheiden mit Wärme
- bei großer Berührungs- und Druckempfindlichkeit beim Druck auf die betroffenen Gelenke, Sehnen und Bänder
- Begleitsymptome: große Unruhe der Pferde, ständiges Laufen im Kreis und nächtliches Schlagen gegen die Stallwände
- bei Verschlimmerung durch Kälte und Nässe
- bei Besserung durch Wärme und durch leichte, fortgesetzte Bewegung

→ Ruta graveolens D4: 2–4-mal täglich 10 Kügelchen oder 10 Tropfen

Die betroffenen Gelenke können mit einem dicken Watteverband versorgt werden, nachdem sie mit Ruta extern (2–3 Tropfen) massiert wurden.

> Geringgradige Lahmheiten (nur im Trab zu erkennen, nicht aber im Schritt) können bei geklärter auslösender Ursache (z. B. Vertreten oder leichter Schlag gegen die Gliedmaße) 3–4 Tage selbst behandelt werden.
> Bei ständig sich verschlechternden oder höhergradigen Lahmheitszuständen bitte keine Selbstbehandlung! Rufen Sie den Tierarzt sofort.

Mauke

Die Mauke ist eine häufig periodisch (Herbst und Frühjahr) auftretende Erkrankung in der Fesselbeuge vor allem der hinteren Gliedmaßen. Die Ursache ist eine übermäßige Talgabsonderung der Haut. Diese führt zu einer Entzündung, häufig kommt es zu Infektionen, vor allen Dingen bei unhygienischen Stall- oder Auslaufbedingungen.

Es können sich dicke Borken bilden, unter denen es zu eitrigen Prozessen kommt. Die Tiere leiden zunehmend unter Juckreiz, so dass die Haut der Gliedmaßen in diesem Bereich aufgescheuert wird. Die Haut ist fettig und derb, und oft kommt es zu einer Lahmheit durch die Ausdehnung des Prozesses bis hin zum Kronrand.

Womit behandeln?

Thuja occidentalis (Lebensbaum)
- bei starker Borkenbildung mit übel riechender Absonderung
- oder bei nässenden Bläschen mit starkem Juckreiz und gleichzeitiger Strahlfäule
- bei auffallender Vergrößerung der Venengefäße im Gliedmaßenendbereich
- begleitendes Symptom: häufige Warzenbildung im Bereich des Rumpfes
- bei Verschlimmerung durch Ruhe, Kälte und Wasseranwendungen

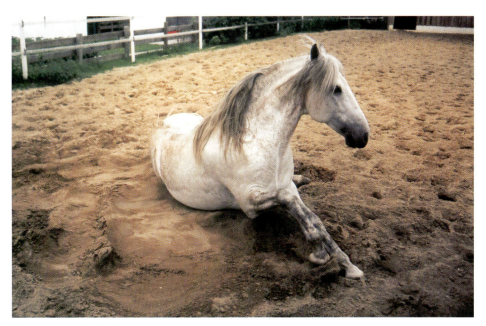

Wälzen ist gut für die Haut.

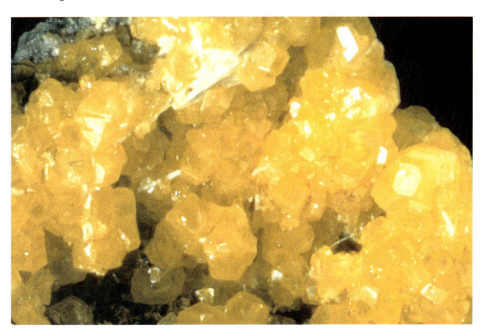

Sulfur (Schwefel) wirkt unterstützend nach der Gabe von Wurmkuren.

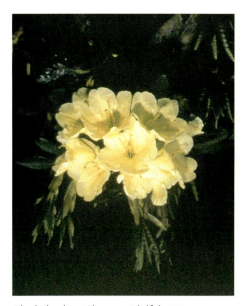

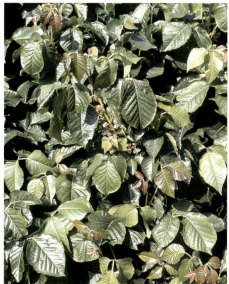

Rhododendron (Alpenrose) hilft bei Verspannungen.

Pferden, die eine Bänderschäche haben, kann *Rhus toxicodendron* (Giftsumach) gegeben werden.

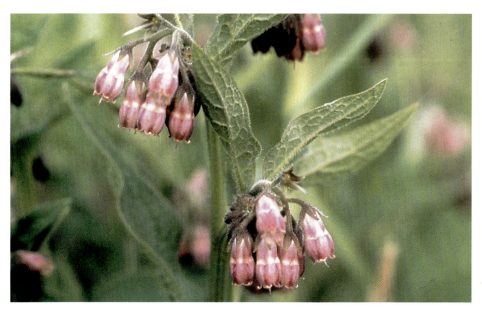

Symphytum officinale (Beinwell) ist eine Arznei mit der u.a. Augenverletzungen behandelt werden können.

PFERDE MIT HOMÖOPATHIE BEHANDELN

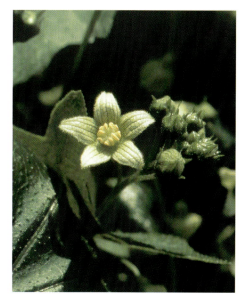

Bryonia dioica (Rorbeerige Zaunrübe) kann zur Behandlung von akuter Bronchitis eingesetzt werden.

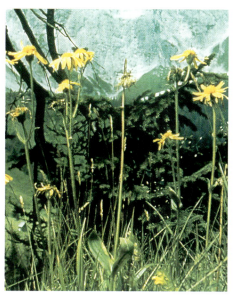

Arnica montana (Bergwohlverleih) ist ein bekanntes Heilmittel bei Blutungen.

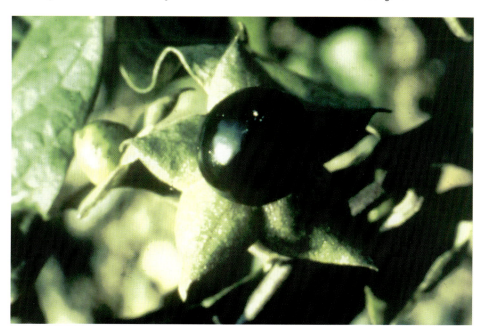

Atropa belladonna (Tollkirsche) ist ein sehr wichtiges Fiebermittel.

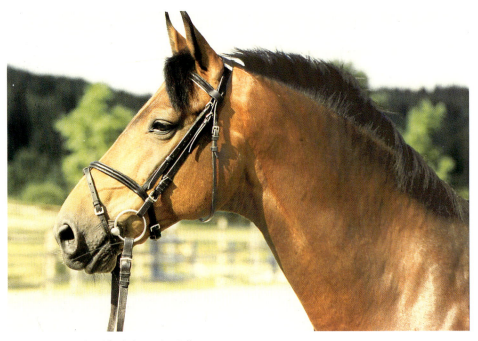
Bei einem gesunden Pferd glänzt das Fell.

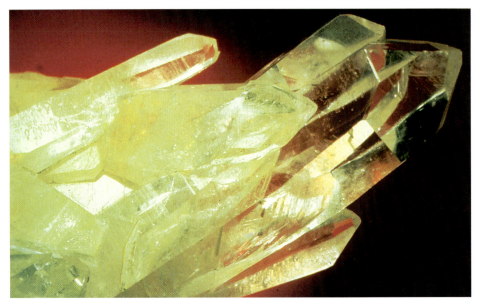
Silicea (Kieselsäure) hat ein sehr breites Wirkungsspektrum und wirkt u.A. auf Haut und Huf.

MAUKE | 75

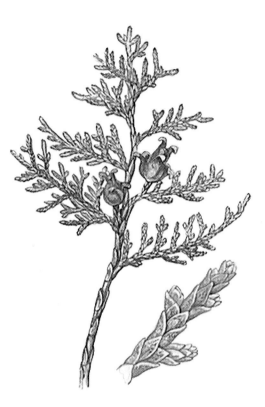

Thuja occidentalis
(Lebensbaum)

- bei Besserung durch Wärme, warme Verbände und beim Trockenhalten der betroffenen Gliedmaßen

→ Thuja occidentalis D12: 1-mal täglich 10 Kügelchen oder 10 Tropfen

→ Thuja extern zur äußerlichen Anwendung: 1–2 Tropfen mit einem Schutzhandschuh auf die betroffene Region auftragen

Graphites (Reißblei)
- bei eher trockenen Ekzemen, die stark jucken
- bei Bildung von Schrunden und dicken Borken mit honigartigen Absonderungen
- der Kronrand ist wund und dünstet auch übel riechendes Sekret aus
- häufig tritt auch gleichzeitig eine Strahlfäule auf
- Begleitsymptom: Verstopfung mit harten, schleimüberzogenen »Äpfeln«
- bei Verschlimmerung durch Kälte und kalte Angussverbände
- bei Besserung durch Bewegung in frischer Luft und lokale Wärme

→ Graphites D8: 1-mal täglich 10 Tropfen

Antimonium crudum (Grauspieß-Glanzerz)
- bei starker, hornhautartiger Verdickung der gesamten Fesselbeuge
- bei warzenähnlichen Strukturen in diesem Bereich
- bei Blasenbildung mit Eiterausscheidung nach Entfernung der hornhautartigen Gebilde
- bei mittelstarkem Juckreiz
- Begleitsymptom: häufig verminderte Futteraufnahme, wechselnd mit gieriger Futteraufnahme
- bei Verschlimmerung durch kaltes Wasser, durch Abwaschen und Baden

- bei Besserung durch Ruhe, in frischer Luft und durch trockene, warme Verbände

→ Antimonium crudum D12: 1-mal täglich 10 Kügelchen oder 10 Tropfen

> **Was machen wir bei der Mauke falsch?**
> Häufig wird beobachtet, dass sich die Mauke mit einer anderen Krankheit, z. B. einer Bronchitis, abwechselt. Die Mauke muss dann von innen her geheilt werden. Salben und rein äußerliche Behandlungen unterdrücken die Hauterkrankung und lösen damit eine innere Erkrankung aus oder verstärken diese.

Muskelkater

Wir können den Muskelkater nur auf Grund des Verhaltens des Tieres vermuten oder durch eine aufwendige Untersuchung von bestimmten Blutwerten durch den Tierarzt feststellen lassen.

Die auslösenden Ursachen eines Muskelkaters sind vor allem übermäßige Belastungen durch Turniere, ungewohnte Übungen und Überanstrengung.

1–2 Tage nach diesen starken Belastungen treten häufig Lahmheiten mit zunächst unbekannter Ursache, verminderte Futteraufnahme, Verdunkelung des Harns, klammer Gang und verhärtete Muskulatur auf.

Womit behandeln?

Arnica montana (Bergwohlverleih)
- bewährtes Arzneimittel nach übermäßigen Belastungen
- die Tiere zeigen Schläfrigkeit
- die Tiere wollen sich nicht bewegen
- bei Verschlimmerung durch Bewegung, durch Antreiben, durch Tadeln sowie in kalter, frischer Luft
- bei Besserung durch Futter- und Tränkeaufnahme, Wärme, Eindecken und Ruhe

→ Arnica montana D4: 2–3-mal täglich 10 Kügelchen oder 10 Tropfen oder Arnica montana D30: einmalig 10 Kügelchen oder 10 Tropfen

Acidum lacticum (Milchsäure)
Acidum sarcolacticum (Rechtsdrehende Milchsäure)
- bei Verspannung und Schwellung der Muskulatur
- bei reichlicher Schweißbildung am gesamten Pferdekörper (schaumiger Schweiß)
- bei seltenem Muskelzucken und -zittern
- auffallend sind die kalten Gliedmaßenenden
- bei Verschlimmerung durch Kälte und Ruhe
- bei Besserung durch warme Anwendungen, durchblutungsfördernde

Nageltritte, Vernagelungen

Der Nageltritt und die Vernagelung sind spezifische Verletzungen im Bereich des Hufes. Eingetretene Gegenstände (spitze Steine, Holzsplitter, Nägel) dringen über die weiße Linie im Sohlenbereich ein und wandern in Richtung Hufsaum; es entstehen Abszesse. Fehlnagelungen während des Hufbeschlages werden zwar sofort wieder entfernt, die gesetzte Stichverletzung kann jedoch zu Blutungen und Hufabszessen führen. Die Tiere zeigen ihren Schmerz durch Lahmheit der betroffenen Gliedmaße an. Hitze des Hufes sowie Klopfschmerz können ein erster Hinweis auf diese Art der Verletzung sein.

Womit behandeln?

Arnica montana (Bergwohlverleih)
- bei einer frischen Verletzung mit blutenden Wunden
- feuchtwarme Verbände werden geduldet
- bei Verschlimmerung durch Erschütterung, Bewegung, Druck, Kälte
- Besserung durch Ruhe, Wärme oder wärmefördernde Anwendungen

→ Arnica montana D4: 2–3-mal täglich 10 Kügelchen oder 10 Tropfen

→ **Arnica extern** zusätzlich äußerlich an-

Fluide, Eindecken und ganz leichte Bewegung

→ Acidum lacticum oder Acidum sarcolacticum D4: 2–3-mal täglich 10 Kügelchen oder 10 Tropfen

Gelsemium sempervirens
(Gelber Jasmin)
- bei Zittern mit Muskelschwäche
- bei Schwäche und Kraftlosigkeit der Muskulatur
- bei Schweißausbrüchen am ganzen Körper
- bei heißem Kopf und heißer Halspartie und kalten Gliedmaßen
- bei Verschlimmerung durch Hitze, Sonne, feuchtwarmes Wetter und Bewegung
- bei Besserung durch Ruhe und Kühle

→ Gelsemium sempervirens D8: 2–3-mal täglich 10 Kügelchen oder 10 Tropfen

Was wollen wir erreichen?
Mit den homöopathischen Arzneien können Sie eine schnellere Erholung erreichen, ohne den Organismus zu belasten. Das Allgemeinbefinden wird sich sehr schnell wieder normalisieren, so dass die – dosierte! – Einsatzfähigkeit spätestens am darauf folgenden Tag wieder gewährleistet ist.

wenden: 10–12 Tropfen auf eine Tasse Wasser, Wunde damit auswaschen, beträufeln oder einen feuchtwarmen Angussverband anlegen

Ledum palustre (Sumpfporst)
- bei starker Eiterung nach Nageltritt
- bei Schwellung des Hufsaumes bis hin zum Fesselgelenk
- bei Wärme oder Hitze
- nach 1–2 Tagen tritt Stützbeinlahmheit auf
- bei Verschlimmerung durch Wärme, wärmende Verbände, Transporterschütterung
- bei Besserung durch Kälte, kaltes Wasser, Stellen der Gliedmaßen in kaltes Wasser

→ Ledum palustre D4: 2-mal täglich 10 Kügelchen oder 10 Tropfen

Staphisagria (Stephanskraut)
- bei Abszessbildung unter dem Horn
- Druck auf das Horn löst starke Schmerzen aus
- dicker, rahmiger, gelber Eiter tritt aus dem Stichkanal aus
- begleitende Symptome: häufiges Schlagen gegen Stallwände; das Tier versucht, mit der verletzten Gliedmaße zu scharren
- bei Verschlimmerung nach längeren Ruhephasen, durch Belastung und Kälte
- bei Besserung durch leichte Bewegung, Wärme und bei Koppelgang

→ Staphisagria D6: 2–3-mal täglich 10 Kügelchen oder 10 Tropfen

> **Vorsicht vor Tetanus bei diesen versteckten Verletzungen!**
> Hat das Pferd noch ausreichenden Impfschutz? Kontrollieren Sie täglich die weiße Linie des Hufes bei »barfuß« laufenden Pferden und achten Sie auf Steinchen! Kleine Steine können in der weißen Linie stecken bleiben.

Narben

Narbenbildung ist häufig die unerwünschte Folge nach einer Verletzung oder Operation. Das verletzte Gewebe bildet sich neu, es kommt dabei zu einer Zusammenziehung oder Verengung. Diese Verkleinerung oder Verengung kann zu Behinderungen, z. B. im Bewegungsablauf, führen, zu-mal das Narbengewebe nicht so elastisch ist wie die intakten Gewebe.

Bei wiederholtem Reizen des Narbengewebes kann es allerdings auch zur Wucherung angeregt werden. Diese Narbenwucherungen können hinderlich sein, viel häufiger sind sie jedoch eher ein kosmetisches Problem (s. auch Fleisch, wildes, S. 34).

Womit behandeln?

Bellis perennis (Gänseblümchen)
- bei verhärteten Narben im unteren Gliedmaßenbereich
- die Narbenregion ist nicht verschieblich gegen das darunter liegende Gewebe
- bei Verwachsungen mit Verhärtungen im gesamten Narbenbereich
- bei Verschlimmerung durch starke Beugung oder Streckung, durch Kälte und Ruhigstellen
- bei Besserung durch Wärme, leichte Bewegung und Massieren

→ Bellis perennis D4: 2-mal täglich 10 Kügelchen oder 10 Tropfen oder Bellis perennis D30: 3-mal wöchentlich 10 Kügelchen

Silicea (Kieselsäure)
- bei älteren Narben, welche ab und zu noch etwas eitern oder nässen
- bei frischen, auch älteren Narben, die stark rot anschwellen oder ständig ab- und anschwellen
- bei erhöhter Berührungsempfindlichkeit der Narben und der Narbenumgebung
- bei Verschlimmerung durch kaltes Wasser, Kälteanwendungen, essigsaure Tonerde und durch Überlastung
- bei Besserung durch Wärme, Watteverbände, Magnetfeld und leichtes Bewegen

→ Silicea D12: 1-mal täglich 10 Kügelchen oder 10 Tropfen

Graphites (Reißblei)
- bei Narben mit Borkenbildung oder starker Schuppenbildung

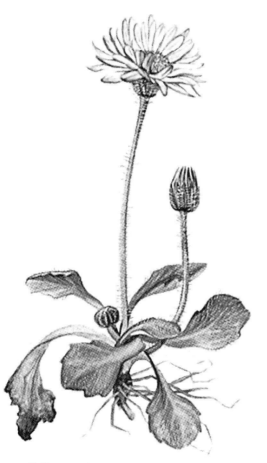

Bellis perennis (Gänseblümchen)

- bei honigartigen Ausschwitzungen im Narbenbereich
- bei starkem Juckreiz im Narbenbereich
- Begleitsymptome: trockene Hautausschläge im Hals- und Mähnenbereich, Mauke
- bei Verschlimmerung durch Wärme, Verbände, trockene, aber auch feuchtwarme Umschläge
- bei Besserung durch kalte Anwendungen im betroffenen Bereich, durch leichte Bewegung und Koppelgang

→Graphites D8: 1-mal täglich 10 Tropfen

→Graphites-Salbe kann zur Unterstützung einmassiert werden.

Bei Behinderungen durch Narbenbildung gehören Massagen und Beweglichkeitsübungen mit zur Überwindung der Störungen.

Nervenverletzungen, Nervenstörungen

Nervenverletzungen mit nachfolgender Nervenstörung treten häufig im Zusammenhang mit Verletzungen aller Art auf. Die stumpfen Stoß- und Schlagverletzungen führen in der Regel zu Blutergüssen oder auch zu Schwellungen aller Gewebeschichten. Die Nervenbahnen liegen in der Regel gut »eingebettet« in den Weichteilen, laufen aber auch geschützt durch Knochenrinnen.

Alle Veränderungen im Umfeld der Nervenbahnen haben einen Einfluss auf den Nerv. Reizungen, Schmerzen und teilweise sowie vollständige Lähmungen können die Folge einer Verletzung sein. Die Pferde zeigen uns die Folgen an, z. B. Schmerzäußerungen durch Lahmheiten, Muskelschwund durch mangelhafte Nervenversorgung des Muskels, Kratzen und Scheuern durch Nervenreizung. Nach allen Operationen im Knochen- oder Gelenksbereich dürfen Sie eine Nachbehandlung mit einer der folgenden Arzneien selbst durchführen.

Womit behandeln?

Hypericum perforatum (Johanniskraut)
- nach Verletzungen mit Zusammenhangstrennungen der Gewebe und nach allen Operationen
- bei häufig zitternden Muskeln in den betroffenen Bezirken
- nach Gehirnerschütterungen (Schläge gegen den Kopf)
- Begleitsymptom: große Schläfrigkeit und Faulheit nach Verletzungen
- bei Verschlimmerung durch Kälte und Kälteanwendungen
- bei Besserung durch Wärme, Massage, Magnetfeld

→ **Hypericum perforatum D8**: 1–2-mal täglich 10 Kügelchen oder 10 Tropfen oder **Hypericum D30**: Einmalgabe von 10 Kügelchen bei länger zurückliegenden Prozessen

→ Äusserlich dürfen Sie **Hypericum**-Öl, 3–8 Tropfen, einmassieren.
Vorsicht! Bei Schimmeln kann an der versorgten Stelle Sonnenbrand entstehen.

Calendula officinalis (Ringelblume)
- bei starken Quetschwunden mit viel zerstörtem Gewebe
- alle Verletzungen bei diesem Pferd heilen schlecht
- Begleitsymptom: große Ruhelosigkeit mit Zuckungen einzelner Gliedmaßen
- bei Verschlimmerung durch Kälte
- bei Besserung durch Wärme und feuchtwarme Verbände

→ **Calendula officinalis D4**: 1–3-mal täglich 10 Kügelchen oder 10 Tropfen

→ **Calendula-Salbe** kann zusätzlich äußerlich auf die betroffenen Bezirke als dicker Salbenverband aufgetragen werden.

→ Mit **Calendula-Tinktur** (verdünnt: 8–10 Tropfen auf eine Tasse abgekochten Wassers) die Wunde und deren Umgebung mit Wattebausch abtupfen.

> **Behandeln Sie die Nervenverletzungen nur nach Rücksprache mit dem Tierarzt!**
> Leichter Muskelschwund oder Juckreiz, welche durch Nervenstörungen hervorgerufen werden, dürfen von Ihnen »anbehandelt« werden.

Panik

Bei ängstlichen Pferden sehen wir bei scheinbar aussergewöhnlichen Belastungen immer wieder panische Reaktionsweisen. Plötzlich sich ändernde Situationen (Düsenjägerüberflug, ein Vogel fliegt aus einem Busch, der Wind treibt eine Plastiktüte) führen zu Angstreaktionen. Die Tiere werfen den Reiter ab und flüchten völlig kopflos in irgendeine Richtung ohne Rücksicht auf Zäune, Straßen, Autos oder Menschen. Diese Überreaktionen müssen wir zu den gefährlichen Verhaltensweisen rechnen.

Womit behandeln?

Belladonna (Tollkirsche)
- bei überschießenden, hektischen Reaktionen aus Angst, mit Steigen, Losstürmen und Schlagen
- durch die geringsten äußeren Reize auslösbar (Geräusche, Licht und Berührung)

- die Pupillen sind weit gestellt, der Blick wird »irre« – Stressauge
- bei Zwangsmaßnahmen auch auslösbar, z. B. Verladen, Satteln, Sporen und Reitgerte
- wichtiges Begleitsymptom: panische Angst vor Wasserlachen und dem Wassergraben, schon das Wasserplätschern kann zu Panikreaktionen führen
- bei diesen Zuständen auch gezielte Aggression gegen den Menschen möglich
- bei Verschlimmerung durch Sonne, Druck, Zwangsmaßnahmen und Transport
- bei Besserung durch ruhiges Zureden, frische Luft, lockere, leichte Bewegung

→ Belladonna D30: im Akutfall 2 Gaben im Abstand von 10 Min. jeweils 10 Kügelchen; 1-mal 10 Kügelchen 12–24 Stunden vor der zu erwartenden Stresssituation

Stramonium – Datura Stramonium
(Stechapfel)
- bei Tieren mit sehr wilden Reaktionen (treten, schlagen, gezielt beißen)
- bei Angriffen auf Artgenossen oder Menschen
- Verladen vom Hellen auf den dunklen Hänger nicht möglich
- farbintensive Hindernisse und der Wassergraben können sofort panische Reaktionen (Steigen, Buckeln oder Durchgehen) auslösen
- intensive Gerüche (z. B. beim Hufbeschlag oder neuem, intensivem Parfüm) können von einer Sekunde auf die andere zu Steigen, Buckeln, gezieltem Schlagen führen
- bei Verschlimmerung durch Blenden, Dunkelheit, Zwang, Gewaltanwendung
- bei Besserung durch Ruhe, am Tage, Helligkeit sowie Gesellschaft von Artgenossen

→ Stramonium D30: 1-mal täglich 10 Kügelchen oder 10 Tropfen, bei Besserung nur noch 1-mal wöchentlich 10 Kügelchen oder 10 Tropfen

Ignatia (Ignazbohne)
- bei auffallendem Wechsel im Verhalten (himmelhochjauchzend – zu Tode betrübt)
- bei sehr nervösen, sensiblen, hochblütigen Pferden, die Veränderungen in ihrer Umgebung nicht gut verkraften (Stallwechsel, neue Artgenossen, neue Besitzer, neues Pflegepersonal)
- Futterveränderungen können zur Futterverweigerung führen
- futterneidisch, eifersüchtig auf Hunde und Katzen sowie Artgenossen
- widersetzlich gegen das Erlernen neuer Lektionen

- plötzliche Reaktionen bei Durchsetzungsversuchen des Reiters (z. B. Zittern, Durchgehen, Buckeln mit Abwurf des Reiters, Steigen, Durchlaufen von Hindernissen)
- bei Verschlimmerung durch Aufregung, Zwang, Bestrafung, Standortwechsel
- bei Besserung durch Ruhe, Zuwendung, langsames und ruhiges Arbeiten

→ Ignatia D30: 1-mal täglich 10 Tropfen, bei Besserung 1-mal wöchentlich 10 Kügelchen oder 10 Tropfen

> Panisches Verhalten lässt sich nicht allein mit Arzneien beheben. Der Reiter muss mit viel Geduld seinem ängstlichen Pferd Vertrauen geben und schwierige Situationen üben!

Prüfungs- und Leistungsstress

Viele Pferde entwickeln vor Dressur-, Spring- oder Vielseitigkeitsprüfungen eine gewisse »Prüfungsangst«. Diese kann sich in vielen verschiedenen Symptomen äußern (siehe unter den Arzneien), welche für Pferd und Reiter mehr oder weniger unangenehm sein können.
Die Aufregung des Reiters vor einer Prüfung überträgt sich natürlich auch auf das Pferd. Manchmal müsste der Reiter mit einer homöopathischen Arznei versorgt werden und nicht das Pferd.

Die Reizüberflutung des Pferdes vor einer Prüfung kann zu vielfältigen Reaktionen führen. Je nach den Symptomen wählen wir nach sehr genauer Beobachtung eine der folgenden Arzneien aus.

Womit behandeln?

Argentum nitricum (Silbernitrat)
- bei starker Schweißbildung im Schulter- und Halsbereich zu Beginn des Einreitens auf dem Abreiteplatz
- bei häufigem, dünnbreiigem, schleimigem Kotabsatz mit viel Abgang von Darmgasen
- bei stolperndem Gang mit nervösem Hüsteln
- Verspannungen in der Sattellage mit Zittern am ganzen Körper
- die Pferde nehmen keine Hilfe an, Hindernisse werden durchlaufen
- bei Verschlimmerung durch Tadeln, Strafen, Sporen, Einsatz der Reitgerte und Durchparieren
- bei Besserung durch Ruhe, beruhigendes Zureden und Gesellschaft mit anderen Pferden

→ Argentum nitricum D30: 2 Stunden vor dem Reitturnier 10 Kügelchen oder 10 Tropfen

Gelsemium sempervirens
(Falscher Jasmin)
- das Leitsymptom ist Zittern auf dem Abreiteplatz
- das Pferd hat die Augenlider halb geschlossen, ist wie benommen
- es lässt sich nicht vorwärts reiten und weder durch Sporen, Reitgerte oder Schenkeldruck zum Arbeiten motivieren
- bei steifer, harter Rücken- und Halsmuskulatur mit sofortiger Schweißbildung unter dem Bauch und an den Gliedmaßen
- bei häufigem Versuch, Harn abzusetzen
- nach der Anstrengung oder dem Parcours plötzlich wässriger, dünner Kotabsatz
- bei Verschlimmerung durch neue, ungewohnte Umgebung (Stallzelt, Fremdstallung, fremdes Pflegepersonal)
- bei Besserung durch langes, ausgiebiges Strahlen, Ruhe oder ruhiges Führen

→ Gelsemium sempervirens D30: 12 Stunden vor aufregenden Ereignissen 1–2 Gaben im Abstand von 1 Stunde, 10 Kügelchen oder 10 Tropfen

Coffea arabica (Rohkaffee)
- bei sehr aufgeregten, scheinbar übermotivierten Pferden (sie springen zu früh vor dem Hindernis ab)
- die Hilfen werden hastig angenommen, viele Fehler sind die Folge
- bei starker Schweißbildung an den Gliedmaßen
- bei Sattelzwang mit 2–3-maligem Nachgurten, aber nur bei besonderen Anlässen, z. B. bei Turnieren
- bei Verschlimmerung durch alle Zwangsmaßnahmen
- bei Besserung durch Ruhe, Reiten am langen Zügel, Trinken von kaltem Wasser

→ Coffea D30: wird am hilfreichsten 3–4 Stunden vor der »Stresssituation« und eine Gabe eine halbe Stunde vor der Aufgabe verabreicht, 10 Kügelchen oder 10 Tropfen
Achtung: In dieser hohen Potenz ist die Arznei kein Dopingmittel!

Strophantus gratus (Pflanze aus Ostafrika)
- bei gehäuftem Schnauben mit Kopfschütteln, z. B. auf dem Abreiteplatz
- bei auffallend tiefen Atemzügen mit Beginn der Arbeit
- bei starkem Herzklopfen, fühlbar für den Reiter über das linke Bein
- vor Beginn der Arbeit starke Anschwellung der Gliedmaßen im Fesselbereich
- bei Verschlimmerung durch ungewohnte Geräusche sowie ungewohnte Behandlung, z. B. Mähne einflechten

- bei Besserung durch Ruhe, Einstellen in den gewohnten Anhänger, Streicheln und Klopfen

→ Strophantus D30: 1–3-mal 10 Kügelchen oder 10 Tropfen vor dem Prüfungsstress

> Prüfungsangst kann nicht allein mit Arzneien behoben werden! Üben Sie mit Ihrem Pferd aussergewöhnlich belastende Situationen, wie Hängerfahrten oder Turniertrubel.
> Vor allem müssen Sie ehrlich prüfen, ob Sie Ihr Pferd mit fortgesetzt zu hohen Anforderungen in eine psychische Zwangslage bringen.

Satteldruck

Als Satteldruck werden die Folgen der Überlastung begrenzter Hautbezirke in der Sattellage bezeichnet.

Es kommt zu knotigen Verdickungen mit oder ohne Haarverlust, sogar zu Hautwunden und Scheuerstellen. Die Heilung der betroffenen Hautbezirke ist häufig langwierig (3–4 Wochen).

Dadurch kommt der Reiter in eine regelrechte Zwickmühle: Die Abheilung erfolgt am schnellsten, wenn das Pferd in dieser Zeit überhaupt nicht mehr gesattelt und geritten wird. Die Folgen sind jedoch ein Muskelabbau, Trainingsrückstand und Konditionsverlust. Longenarbeit kann das Reiten nicht vollwertig ersetzen.

Nur in Ausnahmefällen kann daher mit einer 3 cm dicken, festen Schaumstoffsatteldecke geritten werden, die an den Druckstellen großzügig ausgeschnitten wird, dass der Satteldruck abheilen kann. Die Schaumstoffsatteldecke ersetzt jedoch nicht die Ursachenforschung und das Abstellen der Druckauslöser:

- mangelhaftes Putzen und Pflegen der Sattellage
- verschmutzte und verkrustete Satteldecken
- erhöhte Empfindlichkeit gegen Pflegemittel des Sattelzeugs
- falsch sitzender Sattel, z. B. Gurtung, Polsterveränderung
- Fehlsitz des Reiters, z. B. einseitiger Sitz, rechts und links
- unterschiedliche Bügellängen

Die Behandlung mit Medikamenten kann nur nach dem Abstellen der Ursachen für die Hautveränderungen erfolgen.

Womit behandeln?

Arnica montana (Bergwohlverleih)
- bei Druckstellen mit Verletzung der Haut
- mit leichter Blutung oder nässender Wunde

- bei auffallender Berührungsempfindlichkeit; schon bei dem Versuch, die Wunde zu versorgen, reagiert das Pferd mit heftigem Abwehrverhalten (Beißen, Schlagen, Steigen, Flucht)

→ Arnica montana D4: 2-mal täglich 10 Kügelchen oder 10 Tropfen eingeben; Arnica montana D30: einmalig 10 Kügelchen eingeben
Arnica-Tinktur äußerlich: verdünnt (8–10 Tropfen auf eine Tasse abgekochtes Wasser) auf die Wunde träufeln.
Arnica-Salbe soll zur Abdeckung der Wunde (vor allem im Sommer wegen der Fliegen) dick aufgetragen werden. Bei starker Schwellung mit Knotenbildung ohne Verletzungen der äußeren Haut kann 2–3-mal täglich **Arnica-Gel** aufgetragen werden.

Bellis perennis (Gänseblümchen)
- bei Satteldruck mit großflächigem Bluterguss
- bei Scheuerwunden ohne Blutung und Eiterbildung
- bei Knotenbildung im Bereich der knöchernen Vorsprünge (z. B. hinteres Schulterblatt, Dornfortsätze der Brust- und Lendenwirbel oder Widerrist)

→ Bellis perennis D4: 2–3-mal täglich 10 Kügelchen oder 10 Tropfen

Calendula officinalis (Ringelblume)
- bei älteren, schlecht heilenden, offenen Satteldruckstellen
- mit eitrigem, leicht blutigem Sekret
- bei infizierten Wunden, welche von Fliegen belagert werden, »Wundreiniger«
- bei Wunden mit süßlichem Geruch

→ Calendula officinalis D4: 2-mal täglich 10 Kügelchen oder 10 Tropfen
Calendula-Tinktur äußerlich: verdünnt (8–10 Tropfen auf eine Tasse Wasser) mit einem getränkten Wattebausch die Wunde aus- und abwaschen. Die so gereinigte Wunde eitert nicht weiter, und der Geruch verschwindet.
Calendula-Salbe soll zur Abdeckung der Wunde dick aufgetragen werden. Die verzögert heilenden Verletzungen auf den Knochenvorsprüngen 2-mal täglich mit Calendula-Salbe gut abdecken.

Symphytum officinale (Beinwell)
- bei tief aufgeriebenen Wunden auf den Dornfortsätzen, dem Widerrist oder im Schulterblattbereich
- bei verheilten Satteldruckstellen mit derben Verhärtungen oder starker Narbenbildung und weißem Stichelhaarwuchs

→ Symphytum officinale D4: 1-mal täglich 10 Tropfen

Symphytum-Salbe: Verheilte, aber verhärtete Druckstellen sowie verhärtete Knoten unter der Haut können mit Symphytum-Salbe (Kytta-Salbe F) massiert werden.

> Bei Satteldruck muss die Auflage des Sattels genauestens kontrolliert werden. Man reinigt die Haut in der Sattellage gründlich, legt den Sattel ohne Satteldecke auf und betrachtet nach 15 Minuten intensiven Reitens die schweißnassen Auflageflächen im Sattelbereich.
> Bei intensiver Schweißbildung an wenigen Stellen muss der Sattel neu angepasst werden, da die Auflagefläche des Sattels nicht den Konturen des Pferderückens entspricht.

Sattelzwang

Der Sattelzwang ist eine Abwehrmaßnahme des Pferdes gegen das Auflegen des Sattels selbst oder das Anziehen des Sattelgurtes. Dieses Verhalten des Tieres, mehr oder weniger plötzlich auftretend, signalisiert ein Unwohlsein oder sogar Schmerzen im Bereich des Rückens (der Sattelauflage), der seitlichen Vorderbrustwand oder des Brustbeines. In den wenigsten Fällen handelt es sich dabei um ein Zeichen von echtem Ungehorsam.

Bei Reitanfängern mit wenig Durchsetzungsvermögen können einige Pferde natürlich trotzdem lernen, dass eine Verweigerung des Sattelns zu mehr Ruhe und weniger körperlicher Anstrengung führt. In 80 % aller Fälle liegen jedoch massive Störungen vor. Sie können verschiedene Ursachen haben.

Medizinische Gründe:
- Verspannungen der Rückenmuskulatur
- Annäherung der Dornfortsätze im Brust- und Lendenwirbelbereich
- chronische Bronchitis mit Neigung zu Atemproblemen nach dem Gurten
- Blähungen oder andere Störungen in der Magen-Darm-Region

Materialbedingte Gründe:
- Fehllage des Sattels
- fehlerhafter, unpassender Sattel
- Lage des Gurtes

Reiterliche Gründe:
- falscher Reitstil, Pferd wird nicht auf die Hinterhand geritten
- Überforderung
- zu schwerer Reiter

Die Abklärung der möglichen Ursachen muss natürlich zuerst erfolgen. Je nach der Ursache der Widersetzlichkeit können zusätzlich homöopathische Arzneien gezielt eingesetzt werden.

Womit behandeln?

Nux vomica (Brechnuss)
- bei Verspannungen der Rückenmuskulatur
- bei der Neigung zur Aufblähung des Bauches mit häufigen Blähungsabgängen
- bei Auftreibung des Bauches 1 bis 2 Stunden nach der Nahrungsaufnahme
- Unruhe und Nervosität mit heftigen Abwehrbewegungen beim Anblick des Sattels
- Beißversuche, scheinbar gezieltes Schlagen mit den Hinterbeinen, Steigversuche, »ärgerliches« Abwehren von Sattel und Reiter
- bei Verschlimmerung durch Zwangsmaßnahmen, Strafen, laute Geräusche, Umgebungshektik
- bei Besserung durch ruhiges Zureden, leichte Bewegung im Schritt, Massage von Rücken und Bauch

→ Nux vomica D30: bei Bedarf (wenn die Beschwerden auftreten) 1-mal täglich 10 Kügelchen oder 10 Tropfen
Die Arznei ist auch angezeigt bei Pferden, die 1–2-mal nachgegurtet werden müssen.

Lachnanthes tinctoria (Rotwurzel)
- bei starker Verspannung der Rückenmuskulatur im Lenden- und Kreuz-Darmbein-Gelenk mit auffallender Kälte der betroffenen Hautpartien
- bei leichter Schiefhaltung des Kopfes und des Halses nach der rechten Seite
- auch bei einseitiger Verspannung im Schultergelenk, keine Biegung möglich
- begleitende Symptome: einmaliges nervöses Hüsteln, häufiges Rumpeln und Kollern im Bauch sowie auffallend erweiterte Pupillen
- bei Verschlimmerung durch Kälte, Bewegung des Kopfes und Halses, Lärm, Unruhe
- bei Besserung durch Ruhe, ruhiges Zureden, Wärme, Magnetfelddecke, leichte Longenarbeit auf der rechten Hand

→ Lachnanthes tinctoria D4: 1–2-mal täglich 10 Kügelchen oder 10 Tropfen

Lycopodium clavatum (Bärlapp)
- bei Pferden, die sich den Sattel zwar auflegen lassen, diesen aber nicht angegurtet haben wollen
- bei Abwehrversuch durch Steigen und Beißen sowie Versuche, den Sattel abzuschütteln
- sehr ärgerlich, zornig, widersetzlich, lässt sich ungern auftrensen
- bei stark aufgetriebenem Bauch mit hörbaren Darmgeräuschen
- das Tier »pumpt sich auf«

- in der Folge einer akuten oder chronischen Bronchitis
- bei Hustenanfällen durch das Gurten, aber auch Hustenanfällen beim Anblick des Sattels
- bei Verschlimmerung durch Stallwärme, Reithalle, Ruhe, Zwangsmaßnahmen, gegen Abend
- bei Besserung durch frische, kühle Luft, Longieren im Schritt, morgens und nach ausgiebigem Abgang von Darmgasen

→ Lycopodium clavatum D30: 2–3-mal wöchentlich 10 Kügelchen oder 10 Tropfen
Lycopodium sollte in der 30iger-Potenz nicht häufiger gegeben werden, da es zu einer Verschlimmerung der Blähungsneigung führen kann!

Mandragora officinarum (Alraune)
- beim Auftreten des Sattelzwangs eine Stunde nach Tränke und Nahrungsaufnahme
- bei stark aufgetriebenem Bauch und ständigen Versuchen, Darmgase und Kot abzulassen
- bei Abwehrbewegungen, etwa schnelles Heben und Senken des Kopf-Hals-Bereiches, sowie Versuchen zu steigen
- nach einigen Abwehrversuchen wird das Pferd plötzlich lammfromm und lässt sich widerstandslos satteln

- bei Verschlimmerung durch Gewitter, Aufregung, Zwangsmaßnahmen, Strafen
- bei Besserung durch leichte Bewegung an frischer Luft, Strecken der Beine und Durchdrücken der Wirbelsäule (Hohlkreuz), Abgang von reichlichen Darmgasen mit Kot

→ Mandragora officinarum D12: 2-mal täglich 10 Kügelchen oder 10 Tropfen

> Die Abklärung der Ursachen des Sattelzwangs muss in jedem Falle erfolgen. Die homöopathischen Arzneien sollen dem Pferd helfen, die Probleme leichter zu überwinden.

Sehnenentzündungen

Sehnenentzündungen kommen meist im Zusammenhang mit Sehnenscheidenentzündungen vor.

Das äußere Zeichen ist meist eine sicht- und fühlbare Schwellung mit vermehrter Wärme in unmittelbarer Umgebung des betroffenen Sehnenabschnitts.

Das Pferd zeigt weiterhin durch eine Lahmheit seine Schmerzen an; leichte Berührung und Druck können bereits Schmerzen auslösen.

Kühlen Sie die betroffene Gliedmaße, legen Sie einen leichten Verband an, und warten Sie die Anweisungen des herbeigerufenen Tierarztes ab. Je früher der Tierarzt eine Sehnenentzündung behandelt, desto kürzer die Zeit der Wiederherstellung.

Sie dürfen mit homöopathischen Arzneien den Heilungsprozess nach Rücksprache mit dem Tierarzt unterstützen.

Womit behandeln?

Ruta graveolens (Weinraute)
- bei starker teigiger Schwellung
- bei vermehrter Wärme mit Klopfen in den Gefäßen
- bei Schmerzäußerung durch festen Druck
- bei großer nächtlicher Unruhe (im Kreis laufen, gegen die Stallwand stoßen)
- bei Verschlimmerung durch Kälte, Nässe, Druck
- bei Besserung durch Wärme, leichte Bewegung und dicken Watteverband

→ Ruta graveolens D4: 2–3-mal täglich 10 Kügelchen oder 10 Tropfen

Bryonia dioica (Zaunrübe)
- bei heißer Schwellung
- bei gesteigerter Schmerzempfindlichkeit, schon die leichteste Berührung löst Abwehrverhalten aus
- trotzdem klopft das Pferd mit der betroffenen Gliedmaße gegen die Stallwand
- bei Verschlimmerung durch jede Bewegung, Wärme; leichte warme Verbände werden abgeknabbert
- bei Besserung durch Druck, Ruhe, feste Verbände, Bandagen

→ Bryonia dioica D4: 2-mal täglich 10 Kügelchen oder 10 Tropfen

Rhus toxicodendron (Giftsumach)
- bei nur leichter Verdickung im Sehnenbereich
- bei leichtem Knacken während der Bewegung
- mit Beginn der Bewegung starke Lahmheit
- bei fortgesetzter Bewegung verschwindet die Lahmheit
- bei Verschlimmerung durch Kälte, Nässe, feuchtkalte Verbände, Ruhe, Überlastung
- bei Besserung durch Wärme, wärmende Verbände, wärmende Einreibungen, leichte fortgesetzte Bewegung (z. B. Schritt an der Longe)

→ Rhus toxicodendron D6: 2-mal täglich 10 Kügelchen oder 10 Tropfen

Sehnenverletzungen

Sehnenverletzungen können für Sie sichtbar (Schnittverletzung mit Blutung) oder unsichtbar (vollständiger oder gar

PFERDE MIT HOMÖOPATHIE BEHANDELN

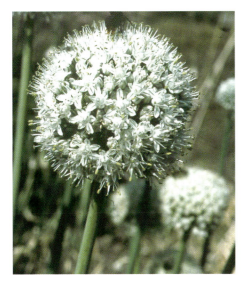

Allium cepa (Küchenzwiebel) kann zur Heilung von Staubhusten beitragen.

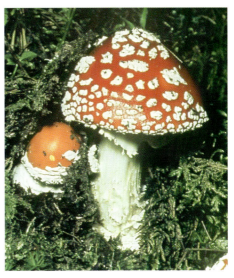

Agaricus muscarius (Fliegenpilz) unterstützt die Behandlung von webenden Pferden, bei denen aber immer auch die Haltung verbessert werden muss.

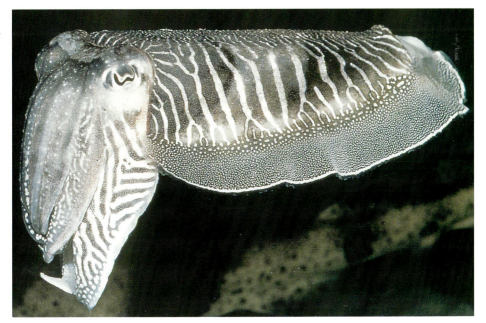

Sepia officinalis (Tintenfisch) wird zur Rosseregulierung älterer Stuten eingesetzt.

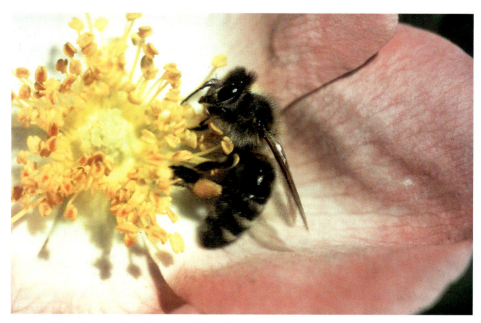

Apis mellifica, die Honigbiene, kann bei allergischen Augenentzündungen geben werden.

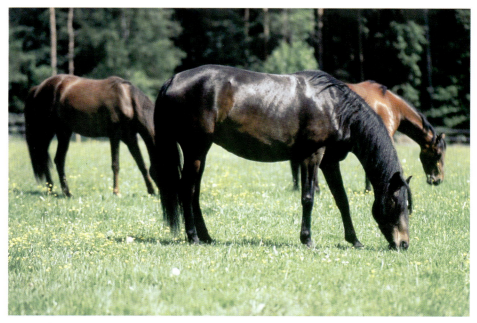

Regelmäßiger Weidegang trägt dazu bei, dass Pferd gesund zu erhalten.

unvollständiger Riss durch Überlastung) sein.

In beiden Fällen tritt in der Regel eine deutliche Lahmheit auf. Hier ist sofort ein Tierarzt zu verständigen.

Erste Hilfe bei offenen Verletzungen muss durch einen Druckverband erfolgen.

Die Tiere dürfen nicht mehr bewegt werden!

Die Nachbehandlungszeit ist bei allen Sehnenverletzungen langwierig und stellt Sie häufig auf eine Geduldsprobe.

Mit folgenden homöopathischen Arzneien können Sie die Ausheilungsphase sinnvoll unterstützen.

Womit behandeln?

Anacardium orientale (Tintennuss)
Die Arznei hat eine gezielte Wirkung auf das Sehnengewebe. Wir benötigen zur Anwendung keine bestimmten Symptome.

→ Anacardium orientale D4: 2-mal täglich 10 Kügelchen oder 10 Tropfen über 3–6 Wochen!

Silicea (Kieselsäure)
Diese Arznei fördert die Durchblutung im Sehnenbereich und trägt dadurch zur schnelleren Heilung bei. Bei Eiterungen im Wundbereich sollte ein leichter Druckverband angelegt werden.

→ Silicea D12: 1-mal täglich 10 Kügelchen oder 10 Tropfen

Silicea darf im Wechsel mit Anacardium verabreicht werden:

Eine Woche Anacardium D4: 2-mal täglich 10 Kügelchen oder 10 Tropfen.

Eine Woche Silicea D12: 1-mal täglich 10 Kügelchen oder 10 Tropfen.

Sommerekzem

Das Sommerekzem ist eine allergische Hauterkrankung, welche früher vor allem importierte Kleinpferderassen (Isländer, Norweger) befiel. Inzwischen hat sich diese vorwiegend auf die warme Jahreszeit beschränkte Hauterkrankung auch auf Kreuzungen mit den oben genannten Rassen sowie Pferde aller anderen Rassen ausgedehnt. Ursache sind allergische Reaktionen auf: Insekten (Bremsen, Kriebelmücken), Pflanzen (Weide, Lebensbaum, Wiesenschaumkraut) und Pflegemittel (Lederfette, Huffett, Talkum), Holzschutzmittel (Formaldehyd).

Es zeigt sich eine Entzündung der Haut, die häufig im Mähnen-, Schweifrüben- und Unterbauchbereich beginnend ist. Die Haut schuppt sich vermehrt, ist verdickt und gerötet und juckt extrem stark. Die Pferde scheuern sich zumeist blutig – die betroffenen Stellen verschorfen oder eitern mit Krustenbildung.

Der Juckreiz verstärkt sich, der durch das Scheuern und Kratzen verletzte Bezirk vergrößert sich ständig. Ein scheinbar unendlicher Prozess. Der Juckreiz muss möglichst genommen werden!

Womit behandeln?

Sulfur (Schwefel)
- bei kleinen, auch großflächigeren, leicht eiternden Wunden
- starker Juckreiz mit ständigem Scheuern
- großschuppige Hautstücke im Bereich der Übergänge von Fell zur längeren Behaarung (Mähne, Schweif)
- auch bei auffallender Rötung aller Körperöffnungen und der Übergänge von Haut zu Schleimhaut
- Begleitsymptome: Haarausfall, glanzloses, schmutziges Fell, starke Verschmutzung von Schweif und Oberschenkelinnenseite
- bei Verschlimmerung durch Ruhe, Kälte, Nässe, Regen, Wetterwechsel zu kalt und nass, Abwaschen mit Schwamm und Wasser
- bei Besserung durch Bewegung, Wärme, trockenes Wetter

→ Sulfur D6: 2-mal täglich 10 Kügelchen oder 10 Tropfen; Sulfur D30: 2-mal wöchentlich 10 Kügelchen

Cardiospermum halicacabum (Herzsame)
- bei stark juckenden allergischen Hauterkrankungen
- die Hautabsonderungen sind eher kleine Schuppen
- die Arznei hilft eher bei Hautreaktionen, welche durch Pflanzen (z. B. Gräser, Wiesenschaumkraut) verursacht werden
- bei Verschlimmerung durch Wärme, Sonne, Koppelgang
- bei Besserung durch Stallhaltung, Kühle, Abwaschen mit kaltem Wasser

→ Cardiospermum D4: 2-mal täglich 10 Kügelchen oder 10 Tropfen
Cardiospermum-Salbe (Halicar) kann dünn auf betroffene Hautstellen aufgetragen werden.

Psorinum (Krätze-Nosode)
- bei heftigem Juckreiz mit auffallender Wärmeverschlechterung
- anfangs bilden sich Pusteln und Bläschen, mit gelblicher Flüssigkeit gefüllt
- bei fettigem, öligem Haarkleid, das nach Kot oder süßlich aashaft riecht
- Begleitsymptome: deutlich vermehrtes Ohrenschmalz und chronische Lidrandentzündung
- bei Verschlimmerung im Frühjahr, nachts, durch Sonnenbestrahlung und Transporte
- bei Besserung durch Wärme, Ruhe, Futteraufnahme

- Begleitsymptome: Neigung zu Verstopfung oder sehr feste Kotballen
- bei Verschlimmerung durch Entwurmungsmittel, Wärme
- bei Besserung durch Kälte, kühle nasse Witterung und bei dünnbreiigem Kot

→ Dolichos D4: 2–3-mal täglich 10 Kügelchen oder 10 Tropfen

> Pferde mit Neigung zu Sommerekzemen sollten nicht der prallen Sonne, den jeweiligen Insekten und anderen erkennbaren oder bekannten Allergenen ausgesetzt werden. Auch intensiver Weidegang auf »fetten« Weiden kann die Krankheit verschlimmern.

Spat

Der Spat ist letztlich eine Arthrose der Innenseite des unteren Abschnitts im Sprunggelenk. Er betrifft die kleinen Knochen dieses Gelenks. Spat beginnt mit einer akuten Knochenhautentzündung und endet in einer Verknöcherung der unteren Gelenkabschnitte des Sprunggelenkes. Diese Entwicklung läuft meist in Zeitabständen bis zu einem halben Jahr ab; dann spricht man von Spatschüben.

Nach dem Erreichen des Endzustandes, dem völligen knöchernen Verwach-

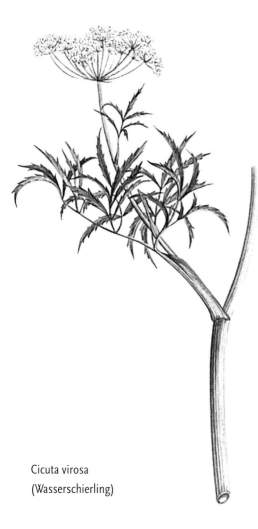

Cicuta virosa
(Wasserschierling)

→ Psorinum D30: 1-mal täglich 10 Kügelchen oder 10 Tropfen

Dolichos pruriens (Juckbohne)
- Jucken vor allem nachts
- die Hautstellen sind eher trocken mit wenig Schuppen

sen der kleinen Anteile des Sprunggelenks, ist das Pferd in der Regel wieder lahmfrei. Es kann jedoch bei starker Beugung (Spatprobe, Hufbeschlag) noch zu Schmerzäußerung durch Zucken und Ziehen der betroffenen Gliedmaße kommen.

Die Ursachen sind in einer erblichen Veranlagung zu sehen, aber fehlerhafte Stellung der Hintergliedmaßen (kuhhessige Stellung oder Säbelbeine) und chronische Überlastung fördern die Krankheit.

Womit behandeln?

Harpagophytum procumbens (Teufelskralle)
- bei schmerzhaftem Vorführen der Hintergliedmaße mit verkürztem Schritt
- bei leichter Schwellung und Wärme der inneren unteren Sprunggelenksabschnitte
- bei Verschlimmerung durch Kälte, Nässe, Ruhe, Wetterwechsel
- bei Besserung durch leichte Bewegung, Wärme, Magnetfeldtherapie

→ Harpagophytum procumbens D4: 2–3-mal täglich 10 Kügelchen oder 10 Tropfen

Die Arznei sollte ein halbes Jahr lang gegeben werden!

Hekla lava (Vulkanasche)
- bei sichtbaren, starken Knochenauftreibungen im Gelenkbereich
- bei Schmerzhaftigkeit der Auftreibungen und des Gelenkes
- bei Druck auf den Knochen erfolgt eine Schmerzreaktion

→ Hekla lava D10: 1-mal täglich 10 Kügelchen

Die Arznei sollte dem Pferd in jedem Fall ein halbes Jahr lang konsequent verabreicht werden!

Symphytum officinale (Beinwell)
- bei eher frischen knöchernen Auftreibungen
- die Bewegungseinschränkung führt zu geringgradigen Lahmheiten
- bei Verschlimmerung durch Bewegung, Kälte, Magnetfeld
- bei Besserung durch Ruhe, Wärme

→ Symphytum D4: 2-mal täglich 10 Kügelchen oder 10 Tropfen

Die verknöcherten Gelenkabschnitte können Sie mit homöopathischen Arzneien nicht mehr funktionsfähig machen.

Wir versuchen aber, die Weiterentwicklung der Spaterkrankung zu stoppen und die begleitenden Schmerzen zu beseitigen!

Strahlfäule

Die Strahlfäule ist eine Erkrankung, bei der die Zellen des Strahles entarten und absterben. Es bildet sich eine schwarze, übel riechende Flüssigkeit aus zerstörten Geweberesten. Bei mangelhafter Hufpflege und sehr unhygienischen Stallbedingungen (z. B. feuchte und stark verkotete Einstreu) kann der Fäulnisprozess auf gesundes Horngewebe übergreifen und den Huf verunstalten.

Womit behandeln?

Kreosotum (Buchenholzteer)
- bei scharfen, weiterätzenden, übel riechenden Sekreten
- bei tiefen, schlecht heilenden Rissen entlang des Strahles bis zu den Trachten
- bei Pusteln und Blasenbildung am Kronrand, leicht blutend
- heftiges Scheuern und Scharren mit der behafteten Gliedmaße

→ Kreosotum D8: 1-mal täglich 10 Tropfen

Mercurius solubilis (Quecksilberlösung)
- bei Schwellung und beschleunigtem Wachstum des Strahles
- bei aashaft riechenden Absonderungen, mit Blut oder Eiter vermischt
- bei Verschlimmerung durch Nässe, Wärme und in der Nacht
- bei Besserung durch trockene Kälte und tagsüber

→ Mercurius solubilis D12: 1-mal täglich 10 Kügelchen oder 10 Tropfen

Silicea (Kieselsäure)
- bei sehr dunklen bis braunen Verfärbungen des Strahlgewebes
- bei eher flüssigem, verfault riechendem, wund machendem Sekret
- das Ballenhorn ist mit entzündet und sondert eitriges Sekret ab
- im Sommer verschwindet die Strahlfäule und tritt ab November wieder auf
- bei Verschlimmerung durch Kälte, Winter und Bewegung
- bei Besserung durch Wärme, Sommer und Ruhe

→ Silicea D12: 1-mal täglich 10 Kügelchen oder 10 Tropfen

> Fachmännische Pflege des Hufes (Pferde mit engen Trachten sind besonders anfällig) sowie hygienische Auslauf- und Stallbedingungen lassen eine Strahlfäule nicht entstehen.
>
> Bitte keine ätzenden Chemikalien (z. B. Silbernitrat) bei vorhandener Strahlfäule anwenden, da das Wachstum der gesunden Zellen behindert oder verändert werden kann. Es kommt zur Verkrüppelung des Strahles und der Sohle.

Eine äußerliche Behandlung sollte mit Calendula extern, 8–10 Tropfen auf eine Tasse Wasser, erfolgen: Anschließend kann Perubalsam oder echter Buchenholzteer dünn mit einem Wattebausch aufgetragen werden.

Verletzungen (Wunden)

Verletzungen aller Art gehören zu den häufigsten Ereignissen bei Pferden, welche unser Eingreifen notwendig machen. Fast jede Verletzung löst beim Pferd einen mehr oder weniger starken Schock aus.

Wunden mit umfangreicher Zerstörung von Haut und anderen Gewebeschichten bluten in der Regel sofort sehr stark, die Schmerzen treten aber meistens erst später auf.

Verletzungen ohne sichtbare Wunde schwellen häufig sehr schnell an und bilden einen Bluterguss. In jedem Fall muss sofort Erste Hilfe von Ihnen geleistet werden, z. B. Druckverband, Schutzverband. Dazu benötigen Sie unbedingt das erforderliche pferdetaugliche Verbandsmaterial. Es genügt nicht der Erste-Hilfe-Verbandskasten aus dem Auto! Statt dessen brauchen Sie:

- große Wundabdeckungen, Tupfer, Mullbinden
- ausreichende Mengen Polsterwatte
- elastische, selbsthaftende Bandagen
- Klebeband
- eine gut ausgestattete homöopathische Hausapotheke mit folgenden Arzneien in Form von Kügelchen oder Tropfen:

Arnica D4/D30
Bellis perennis D4
Calendula D4
Hamamelis D4
Hepar sulfuris D8
Hypericum D6/D30
Ledum D4
Millefolium D4
Rhus toxicodendron D8
Ruta D4
Silicea D12
Staphisagria D6/D30
Symphytum D4

Außerdem sind hilfreich:
- Arnica extern
- Calendula extern
- Ruta extern

In diesem Kapitel werden nun nur die wichtigsten Arzneien besprochen. Sie finden unter den jeweiligen Stichworten, wie z. B. Augenverletzung, Blutungen, Sehnenverletzungen, die jeweils passendste Arznei wieder. Mit dem Inhalt der speziellen Verletzungskapitel sollten Sie daher vertraut sein.

Womit behandeln?

Arnica montana (Bergwohlverleih)
- erstes Mittel bei Unfallschock (Verkehrsunfälle)
- bei Verletzungen und Wunden aller Art mit und ohne Blutungen

VERLETZUNGEN (WUNDEN)

- bei großer Berührungsempfindlichkeit oder auch schon Angst vor dem Berühren
- auch bei geschlossenen Verletzungen mit Schwellung und Bluterguss
- bei Verschlimmerung durch Unruhe, Bewegung, Umgebungshektik, Kälte
- bei Besserung durch ruhiges, geduldiges Zureden, Wärme, Eindecken, Ruhe

→ Arnica D4: 2–3-mal täglich 10 Kügelchen oder 10 Tropfen oder Arnica D30: bei sehr aufgeregten Tieren 1-mal täglich 10 Kügelchen oder 10 Tropfen
Achtung: Bei bevorstehenden, planbaren Operationen (Kastration, Gelenk, Zähne) geben Sie 12 Stunden vor dem Eingriff Arnica D30 vorbeugend (einmalig 10 Kügelchen oder 10 Tropfen) und dieselbe Behandlung dann nach der Operation nochmals.

Bellis perennis (Gänseblümchen)
- bei stumpfen Verletzungen (Schlag, Stoß) mit großflächigen Blutergüssen
- bei Quetschwunden mit eher dunkler Sickerblutung
- bei Schleimhautverletzungen, z. B. nach Zahnbehandlung
- bei offenen Hautwunden (z. B. Satteldruck, Seilhang)

→ Bellis perennis D4: 1–3-mal täglich 10 Kügelchen oder 10 Tropfen

Calendula officinalis (Ringelblume)
- bei Kratz- und Scheuerwunden
- bei beginnender leichter Eiterung
- bei älteren Wunden, die sich nicht schließen wollen

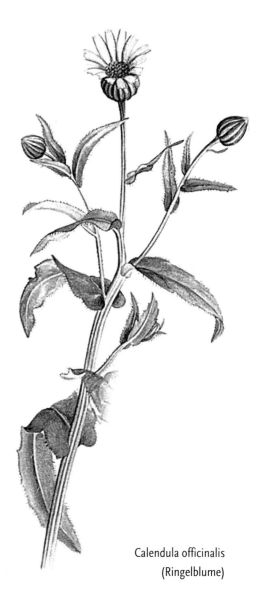

Calendula officinalis (Ringelblume)

- bei offenen Bisswunden von Artgenossen
- bei Ballentritt mit wenig Blutung, dafür Eiterung
- bei Deckverletzungen mit eitrig-blutigem Ausfluss

→ Calendula officinalis D4: 2–4-mal täglich 10 Kügelchen oder 10 Tropfen

- Hamamelis, Millefolium: siehe Blutungen
- Hypericum: siehe Nervenverletzung
- Ledum, Staphisagria: siehe Nageltritt
- Rhus toxicodendron, Ruta: siehe Verrenkung, Verstauchung
- Silicea, Symphytum: siehe Knochen

> **Verletzungen erfordern in jedem Fall Ihre Erste Hilfe!**
> Starke Blutungen, großflächige Wunden, tiefe Schnittwunden, freigelegter Knochen oder verletzte Gelenke müssen nach dieser Erstversorgung aber unbedingt einem Tierarzt zur weiteren Behandlung vorgestellt werden.

Verstauchung, Verrenkung (Distorsion)

Alle Verstauchungen und Verrenkungen führen zu einer Überdehnung der Sehnen und Bänder eines oder gar mehrerer Gelenke.

Der nachfolgende Grad der Lahmheit (leicht, mittel, hochgradig) zeigt die Ernsthaftigkeit der Verletzung an. Der größte Teil der Verstauchungen bewirkt eine leichte Lahmheit mit eher geringer Schwellung im Gelenk- oder Sehnenbereich, welche mit sofortiger Kühlung und Schonung nach wenigen Tagen abheilt.

Diese leichteren Fälle dürfen Sie bedenkenlos mit den nachfolgenden Arzneien behandeln, bei stärkerer Lahmheit rufen Sie den Tierarzt.

Womit behandeln?

C30

Rhus toxicodendron (Giftsumach)
- bei geringgradiger oder fehlender Lahmheit
- bei leichter Schmerzhaftigkeit durch Druck auf das Gelenk
- bei geringer Schmerzäußerung (nur leichtes Zucken) während passiver Bewegung der betroffenen Gliedmaße
- zeigt beim Vorführen geringgradige Lahmheit, läuft sich aber ein
- Folge von Vertreten im Gelände, Springen, aber auch nach Überlastungen
- bei Verschlimmerung durch Ruhe, Kälte, kaltes Wasser
- bei Besserung durch leichtes Bewegen, Wärme, warmer Druckverband

→ Rhus toxicodendron D12: 2-mal täglich 10 Kügelchen oder 10 Tropfen

Ruta graveolens (Weinraute)
- bei plötzlicher starker Schwellung des betroffenen Gelenkes
- bei vermehrter Wärme, auch in Gelenknähe
- bei Verschlimmerung durch Kälte, Nässe, nachts, aber auch durch leichte Berührung und Druck
- bei Besserung durch Wärme, Magnetfeld, leichten Verband und gemäßigte Bewegung (im Schritt)

→ Ruta graveolens D4: 2–3-mal täglich 10 Kügelchen oder 10 Tropfen; **Ruta extern:** 2 Tropfen leicht einmassieren

> Steht das Pferd nach einer Verrenkung oder Verstauchung auf drei Beinen oder verweigert es das Futter, sollte ein Tierarzt hinzugezogen werden.

Verspannungen (Wirbelsäule)

Muskuläre Verspannungen treten beim Pferd vorwiegend im Bereich der Wirbelsäule und Rückenmuskulatur auf.

Die Ursachen können Überlastung, Fehlbelastung (Sattel!), falsches Reiten (Vorhandbelastung), Kälte und Nässe, aber auch krankhafte Veränderungen an Gelenken der Wirbelsäule sein.

Die Verspannungen zeigen sich in fühlbaren Muskelverhärtungen, Widersetzlichkeit beim Satteln (Sattelzwang), unreinen Gangarten, schiefer Schweifhaltung, Kopfschlagen und Verweigerung der Mitarbeit.

Versuchen Sie Ihrem Pferd mit gezielten gymnastischen Übungen und durch verändertes Arbeiten Erleichterung zu verschaffen. Zusätzlich verabreichen Sie folgende Arzneien.

Womit behandeln?

Nux vomica (Brechnuss)
- bei sehr unruhigen, gereizten Pferden
- bei großer Empfindlichkeit auf Berührung, Geräusche und grelles Licht
- bei Widersetzlichkeit schon beim Auftrensen und vor allem beim Satteln (es muss 2–3-mal nachgesattelt werden)
- bei Verschlimmerung durch Trinken und Fressen, Turnierstress, frische Luft, trockenes Wetter
- bei Besserung durch warme Stallungen und Reithallen sowie feucht-warmes Wetter

→ Nux vomica D6: 2–3-mal täglich 10 Kügelchen oder 10 Tropfen; Nux vomica D30: 2–3-mal wöchentlich 10 Kügelchen oder 10 Tropfen

Rhododendron (Alpenrose)
- bei Pferden, die den bevorstehenden Wetterwechsel zu Sturm, Regen, Gewitter mit Verspannungen anzeigen

- sie zeigen beim Striegeln und Putzen Schmerzen entlang der Wirbelsäule
- Widerwille gegen jegliches Arbeiten
- bei Verschlimmerung durch warme Stallungen, Eindecken und nachts
- bei Besserung durch leichte Bewegung, Schweißausbruch und Regenwetter

→ Rhododendron D6: 2-mal täglich 10 Kügelchen oder 10 Tropfen

> Lassen sich die Verspannungen durch Gymnastizieren, Longenarbeit, Massagen und Arzneien nicht lösen, muss ein Tierarzt eine genaue Diagnose stellen (Röntgen!). Rückenschmerzen sind für Pferde sehr quälend!

Verstopfungskoliken

Die Verstopfungskoliken sind gekennzeichnet durch ruhiges, stilles Leiden. Die Tiere zeigen ihre Schmerzhaftigkeit, indem sie sich langsam und ruhig niederlegen, nach dem Bauch schauen, gelegentlich auch mit den Hintergliedmaßen nach dem Bauch schlagen. Alle diese Bewegungsabläufe sind viel langsamer als bei den Krampfkoliken. Liegen diese Tiere nachts im Stall fest, ist es schwierig, sie wieder zum Aufstehen zu bewegen. Daher sollte bei Verstopfungskoliken versucht werden, die Tiere langsam und vorsichtig zu bewegen.

Gelegentlich tritt schweres Pressen mit Abgang von kleinen, harten, häufig mit viel Schleim überzogenen Kotballen auf. Häufig sind diese Koliken auch noch von leicht erhöhter Temperatur und auffällig starker Rötung der Schleimhäute des Kopfes begleitet.

Häufige Ursachen dieser Kolikart sind übermäßige Strohaufnahme aus Langeweile oder psychischer Anspannung, Aufnahme von verschimmeltem oder verdorbenem Futter, mangelhaft eingeweichte Futtermittel (z. B. Rübenschnitzel) sowie pelletiertes Futter.

Verstopfungskoliken beobachtet man häufig auch im Winter bei Frosttemperaturen. Funktionsuntüchtige Selbsttränken erfordern dann das Tränken der Pferde von Hand und damit eine Wassermangelversorgung.

Womit behandeln?

Plumbum metallicum (metallisches Blei)
Plumbum aceticum (Bleiacetat)
- das Pferd liegt auf dem Bauch mit aufgestütztem Kopf
- die Bauchdecken sind angezogen, hart
- bei lautem Stöhnen während des Festliegens
- bei gelegentlichem Abgang von kleinen Portionen Harns (Stute)

- bei häufigem, erfolglosem Drang auf Kot
- bei Abgang von schleimüberzogenen, kleinen »Äpfeln«
- auffällige Begleitsymptome: beim Auftreiben und Gehen Einknicken und Zittern der Gliedmaßen
- bei Verschlimmerung durch Berührung, durch Fressen und durch Kälte
- bei Besserung durch festen Druck, Ruhe und Wärme

→ Plumbum metallicum oder Plumbum aceticum D12 oder D30: alle 15 Minuten 10 Kügelchen oder 10 Tropfen

Nux vomica (Brechnuss)
Dieses Mittel ist sowohl für die Krampfkoliken als auch für die Verstopfungskoliken und überhaupt für sehr viele Verstimmungen im Magen-Darm-Bereich geeignet. Die Arznei darf in keiner Pferdeapotheke fehlen.
- beim Auftreten von starken Blähungen mit plötzlichen Schmerzen etwa 2 Stunden nach Futteraufnahme
- die Tiere lassen sich plötzlich fallen und strecken die Beine weg
- die »Äpfel« sind auffallend klein, trocken und bröckeln auseinander
- begleitende Symptome: Abgang von Darmgasen mit Stöhnen und starker Vorwölbung des Afters
- Vorsicht! Starke Zuckungen und Schläge mit den Gliedmaßen sind möglich
- typisch ist starkes Rumpeln im Bauch, abwechselnd mit völliger Stille im Magen-Darm-Bereich
- als Folge von verdorbenem Futter, Aufnahme großer, einseitiger Futtermengen, Personalwechsel, Bestrafung und Tadel
- bei Verschlimmerung durch Kälte und Nässe, durch Untersuchung und nach dem Fressen
- bei Besserung im warmen Stall, in Ruhe und durch ruhiges, fortgesetztes Bewegen

→ Nux vomica D6 oder D30: alle 10–15 Minuten 10 Kügelchen oder 10 Tropfen

Opium (Schlafmohn)
- die Tiere stehen zitternd in einer dunklen Ecke bei starker Auftreibung des Bauchs mit bretthartan Bauchdecken
- die Schmerzen treten wellenartig auf, mit Zuckungen der Bauchmuskulatur
- trockene, sehr dunkle, kleingeformte »Äpfel« werden zusammen mit viel Darmgasen abgesetzt
- es fehlt der Drang auf den Kot
- bei älteren Stuten ist Harntröpfeln möglich
- Begleitsymptome: Die Pferde wollen sich nicht führen lassen und zeigen auffallendes Stolpern; weiterhin tritt erhöhte Schreckhaftigkeit und Ängstlichkeit durch Geräusche, Berührung und Licht auf

- als Folge von Operationen mit Narkose, Turnierstress, Verladung und Schrecken
- bei Verschlimmerung durch Niederlegen und Ruhe sowie durch jegliche Art von Wärme
- bei Besserung durch ruhiges Zureden, Kälte und kalte Wasseranwendungen sowie durch leichte Bauchmassage

→ Opium D30: alle 10–15 Minuten 10 Kügelchen oder 10 Tropfen

> Bitte nehmen Sie die ersten Anzeichen einer Verstopfungskolik ernst (Neigung zum Niederlegen, Verlangen nach großen Wassermengen, ängstliches Schauen nach dem Bauch, Vergrößerung des Bauchumfangs)!
>
> Ihre eigene Behandlung mit den oben genannten homöopathischen Arzneien sollte zusammen mit der Bewegung nach 1 Stunde zum Abgang von größeren Mengen von Kot führen. Haben Sie mit der Behandlung keinen Erfolg, rufen Sie bitte umgehend einen Tierarzt. Bitte führen Sie nicht eigenmächtig Einläufe beim Pferd durch; es besteht die Gefahr einer Darmverletzung.
>
> **Achtung!** Für alle Arten von Koliken gilt: Treten sie gehäuft (2–3 Anfälle im Monat) bei Ihrem Pferd auf, sollten Sie nicht mehr selbst behandeln, sondern einen Tierarzt die Ursache abklären lassen.

Weben

Diese rhythmischen Zwangsbewegungen des Kopfes und Halses sind häufig mit ständiger Unruhe der Beine (Trippeln) kombiniert. Es gibt aber auch eine eher ruhige, »dümmliche« Form des Webens.

Die homöopathischen Arzneien können nur unterstützend verabreicht werden. Webens entsteht, ähnlich wie Koppen, häufig aus Langeweile heraus. Daher ist eine Veränderung der Haltungsformen in den meisten Fällen notwendig.

Womit behandeln?

Tarantula hispanica (Wolfsspinne)
- bei »harmonischem« Hinundherbewegen des Kopfes
- mit deutlicher Unruhe und Trippeln der Vordergliedmaßen

→ Tarantula hispanica D30: 1-mal täglich 10 Kügelchen oder 10 Tropfen

Agaricus muscarius (Fliegenpilz)
- bei sehr berauscht wirkenden Tieren
- die Augen bewegen sich passend zur Kopf-Hals-Bewegung hin und her
- bei starken Verspannungen der Halsmuskulatur

→ Agaricus muscarius D30: 1-mal täglich 10 Kügelchen oder 10 Tropfen

> Weben darf nicht nur mit Arzneien behandelt werden. Es muss vielmehr eine grundsätzliche Änderung der Haltung, des Umgangs und der Umgebung stattfinden. Die Pferde benötigen Auslauf und die Gesellschaft von Artgenossen, liebevolle Betreuung durch Reiter und Pfleger sowie abwechslungsreiche Arbeit.

Wurmbefall

Der massenhafte Befall mit Magen-Darm-Würmern kann nicht ausschließlich mit homöopathischen Arzneien beseitigt werden. Die handelsüblichen Wurmpräparate sind erforderlich, mit homöopathischen Arzneien können wir die Anfälligkeit für Verwurmung aber mindern.

Womit behandeln?

Spigelia anthelmia (Wurmkraut)
- bei Blähungen mit häufig wechselnden Kotformen (wohlgeformte »Äpfel« – dünner Brei)
- bei Juckreiz und leichter Entzündung des Afters (Schweifscheuern)

→ Spigelia D4: 1–2-mal täglich 10 Kügelchen

Teucrium marum verum (Gamander)
- bei Blähungen, geblähtem Bauch mit

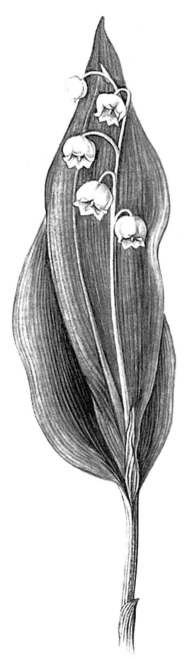

Convallaria majalis (Maiglöckchen)

Abgang von aashaft riechenden Darmgasen

▸ Abgang von Würmern aus dem After mit starkem Juckreiz (Schweifscheuern)

→ Teucrium marum verum D4: 1–2-mal täglich 10 Kügelchen

Sulfur (Schwefel)
▸ nach Behandlung mit Wurmpräparaten
▸ bei starkem Juckreiz im Afterbereich

→ Sulfur D30: 1-mal täglich 10 Kügelchen 3 Tage lang verabreichen

Okoubaka (Baum aus Westafrika)
▸ nach Behandlung mit Mitteln, die gegen Magen-Darm-Würmer sowie Hautparasiten eingesetzt werden

→ Okoubaka D2: 2-mal täglich 10 Kügelchen oder 10 Tropfen 3 Tage lang verabreichen, dann absetzen

> Wurmbefall ist auch ein Problem der Weide- und Stallhygiene. Die regelmäßige (täglich bis alle fünf Tage) Beseitigung des Kotes auch von der Weide ist das bewährteste »Wurmmittel«.

Konstitutionsmittel

Konstitutionsmittel in der Homöopathie sind Arzneimittel mit sehr vielfältiger Symptomatik. Sie erfassen ein Tier in seiner Gesamtheit: seinem Körperbau, seinem Haarkleid, seiner Neigung zu Erkrankungen wie Verdauungsstörungen, Atemwegserkrankungen, Erkrankungen der Harnwege usw. und in seinem Verhalten.

Die Konstitutionsmittel erlauben uns eine Behandlung angeborener und erworbener körperlicher Beschwerden und Symptome sowie angeborener und erworbener Verhaltensweisen. Konstitutionsmittel sind dann angezeigt, wenn ein Tier in seiner Gesamtheit einer Behandlung bedarf. Meist liegen mehrere Veränderungen oder Beschwerden vor, auch wenn ein Tier vorrangig wegen einer Lahmheit, eines Durchfalls oder eines Verhaltensproblems behandelt werden soll. Die nachfolgend beschriebenen Konstitutionsmittel geben einen Überblick über die Schwerpunkte des jeweiligen Mittels. Ein Pferd wird natürlich selten alle Symptome eines Mittels zeigen. Es geht darum, die Schwerpunkte oder Charakteristika der Arzneien am Tier zu erkennen und dann für die Therapie einzusetzen.

Dosierung:

Konstitutionsmittel werden in der Regel in höherer Potenz gegeben.
Als Faustregel kann gelten:
D30 1-mal pro Woche
D200 1-mal in 2–3 Monaten.
Bei Verhaltensproblemen wird die D30 zu Beginn oft auch häufiger, z.B. 1-mal 10 Kügelchen täglich gegeben.
Wichtig: Bei Besserung der Symptome das Mittel absetzen und abwarten!

Acidum nitricum (Salpetersäure)
Verhalten: Die Tiere wollen und können nicht allein sein, sie sind sehr schreckhaft, mögen von Fremden nicht berührt oder angefasst werden; helle Neonlampen, Geräusche wie laute Musik, Hubschrauber und knallende Türen können zu panischen Reaktionen führen.

Dressuraufgaben werden in ruhiger Umgebung und ohne Hektik schnell aufgenommen und auch gut behalten, auf dem Abreiteplatz wird versucht, nach fremden Pferden zu schlagen, sogar zu beißen. Im Parcour gibt es weniger Probleme, nur zu lautes Hupen oder Klingelzeichen verursachen Stress.

Die leichte Reizbarkeit auf die genannten Ereignisse lässt die Tiere unaufmerksam erscheinen, bei Vermeidung der auslösenden Stressoren haben sie jedoch ein ausgeglichenes und williges Pferd.

Die Tiere neigen zur Abmagerung trotz ausreichender Ernährung. Sie nehmen aber auch häufig Sand und viel Holzrinde oder Einstreuspäne auf.

Alle Schleimhäute reagieren besonders heftig. Entzündung der Augenschleimhaut mit gelbeitrigem Ausfluss, Verstopfung des Tränennasenkanals, Trübung der Hornhaut mit Neigung zum Geschwür und eine ausgeprägte Lichtscheue.

Im Bereich der Nüsternschleimhaut fällt graugrünes Sekret auf, die Schleimhaut ist dunkelrot und kleine Geschwüre bilden sich mit Vorliebe am Übergang zur Haut oder an dem Ausgang des Tränennasenkanals.

Selten blutet die Nase mehr einseitig bei eher dunklem Blut. Der Geruch aus der Nase ist säuerlich übel riechend.

Trockener Husten nach Anstrengung, wenig grünlicher Auswurf.

In der Mundhöhle findet man Aphthen und Geschwüre. Das Zahnfleisch blutet schon bei leichter Berührung, am seitlichen Zungenkörper rote Bläschen, übel riechender Mundgeruch.

Der Magen, vor allem aber der Darm ist gebläht, harte Kotballen mit reichlich Schleim überzogen oder schleimige Durchfälle herrschen vor oder wechseln sich ab.

Der Harn riecht intensiv nach Ammoniak und ist im Vergleich zu anderen Pferden stark eingetrübt und schleimig. Am Schlauch und in dessen Umgebung sowie in der Schamgegend finden sich fadenförmige Warzen. Am Schlauch vermehrte bröcklige Krusten, an der Scheide Krusten und stinkender Ausfluss.

Morgens und bei Beginn der Bewegung gehen die Tiere steif. Die kleinen Gelenke knacken. Neigung zu Gelenkschwellungen, zu Gallen im unteren Gliedmaßenbereich. An den großen Gelenken treten des Öfteren schmerzhafte Verdickungen auf.

Strahlfäule riecht aashaft und hinterlässt tiefe Furchen. Warzen können am gesamten Körper auftreten, die Lieblingssitze sind: im Bereiche der Geschlechtsorgane, um die Körperöffnungen herum, am Hals, an der Brust und in den Achseln. Die Warzen können fadenförmig, breitflächig blumenkohlartig oder fleischig sein; sie bluten aus den Rissen beim Striegeln, Waschen, Satteln etc.

Verschlimmerung durch Nässe, Kälte, Wetterwechsel, übertriebene Stallwär-

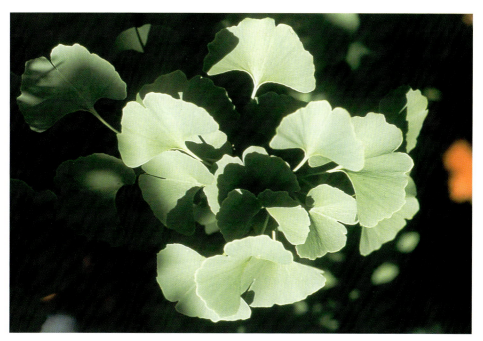

Ginkgo biloba fördert die arterielle Durchblutung.

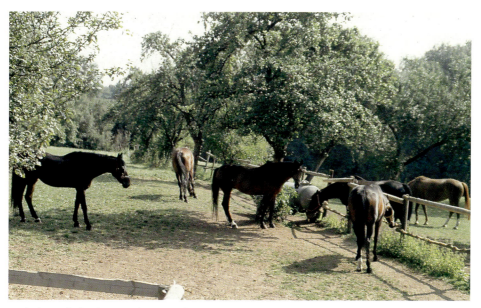

Auch alten Pferden kann mit homöopathischen Arzneien geholfen werden.

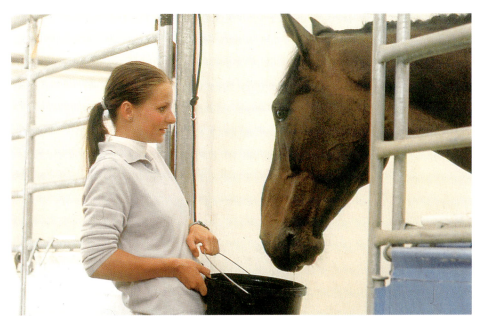

Eine Möglichkeit, homöopathische Globuli zu verabreichen, ist auch über das Trinkwasser.

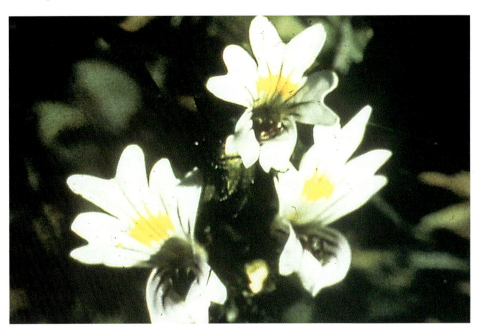

Euphrasia officinalis (Augentrost) ist eine bewährte Arznei bei eitriger Augenentzündung.

me, schlechte ammoniakhaltige Luft, gegen Abend und nachts.

Besserung durch frische Luft, Bewegung auf harten Böden und nach Transport.

Arsenicum album (arsenige Säure)
Verhalten: Angst und Ruhelosigkeit stehen bei diesen Pferden im Vordergrund, ängstlich sind sie vor allem in der Nacht oder im Dunkeln. Die Pferde treten gegen die Wände, sie laufen ruhelos im Stall herum (die Einstreu ist regelrecht durchwühlt oder im Kreis niedergetreten). Normalerweise halten Pferde, welche Arsenicum benötigen, Ordnung, sie fressen fein säuberlich alles auf und hinterlassen keine Reste, sie trinken aus der Tränke ohne zu schlabbern, sie setzen immer an den gleichen Stellen den Kot ab, gestrahlt wird immer in einer bestimmten Ecke. Die Wände oder die Stallgasse werden nicht beschmutzt (als ob es ihnen tatsächlich peinlich wäre).

Die Lektionen werden etwas mühselig gelernt, dann aber dauerhaft jederzeit abrufbar. Sie dürfen nur in den Abläufen nichts ändern, dies wird dann zu einem mühsamen erneuten Lernprozess. Ältere Tiere neigen zu Schreckhaftigkeit und Zittern mit Schweißbildung. Pferde, welche Arsenicum benötigen, lieben ihre Gewohnheiten und brauchen einen geregelten Tagesablauf. Abmagerung und Schwäche stehen im Vordergrund, dies können natürlich einmal die Alten aber auch junge Tiere oder Tiere nach einer tief greifenden Krankheit sein. Diese sehen dann auch dementsprechend aus: abgemagert, alt aussehend (also nicht dem Alter angemessen), struppiges, glanzloses Haarkleid, Schuppen, Haarausfall, Haarbruch an Mähne und Schweif, Neigung zu weißem oder grauem Stichelhaar, bei Schimmeln eher dunkelgraue bis schwarze Flecken.

Der Kot ist eher dünnflüssig und übelriechend, der Harn wird in häufigen kleinen Portionen abgesetzt.

Sie erholen sich nicht gut von ihrer zuletzt durchgemachten Erkrankung.

Bei den zuletzt beschriebenen Tieren wurde früher von betrügerisch arbeitenden Pferdehändlern eine ARSENKUR durchgeführt, die Tiere erhielten vierzehn Tage lang Arsenpulver in das Futter; die Folge: schnelle Gewichtszunahme, glänzendes Fell, Arbeitseifer usw.. Heute sind diese »Kuren« verboten!

Neigung zu Gelenkarthrosen und Gelenkmäusen, Kissing Spines, Veränderungen und Verklebungen an Sehnen und Bändern, Gallenbildung; häufig sich wiederholende Schleimhautentzündungen an den Augen, den Nüstern, in der Mundhöhle kleine Bläschen, Aphthen und Geschwüre, wiederkehrende Luftsackentzündungen mit einseitigem gelbweißem Ausfluss aus der Nüster.

Alle Ausflüsse sind scharf und wund machend. Chronische Leber und Nierenerkrankungen. Bei Neigung zu wiederholt periodisch auftretenden Koliken, Wasseraufnahme häufig in kleineren Mengen, Futteraufnahme langsam, bedächtig, stetig und kein Hälmchen zurücklassend.

Verschlimmerung durch Kälte, Nässe, in der Nacht, Einzelaufstallung.

Besserung durch Wärme in jeglicher Form, Ruhe oder leichte fortgesetzte Bewegung, Beibehaltung eingefahrener Abläufe im Training bei der Pflege und gesamten Handling.

Aurum metallicum (metallisches Goldpulver)
Verhalten: sehr temperamentvolle blütige Pferde, lieben Aktivität und ständig neue Herausforderungen, sie können auch angriffslustig gegenüber Artgenossen, Menschen oder anderen Haustieren (Hund, Katze, Ziege) sein.

Paraden, tadeln, bestrafen werden nur ungern erduldet, die Tiere können mit Unberechenbarkeit reagieren (Buckeln, Beißen, Steigen etc.). Sie sind sehr arbeitswillig, jedoch gibt es eine ausgeprägte Gedächtnisschwäche, das bedeutet: man muss viel üben, um das Ziel zu erreichen. Zu häufiges Tadeln kann Zornesausbrüche auslösen.

Der Körperbau ist ausgesprochen kräftig und dabei wohlproportioniert. Es besteht oft auch eine Neigung zur Übergewichtigkeit.

Stuten zeigen eine wenig ausgeprägte Rosse, Neigung zu Eierstockzysten, damit zur Dauerrosse oder auch zur Nymphomanie, und nach einer erfolgreichen Befruchtung kommt es gehäuft zum Absterben der Früchte (Resorption).

Hengste zeigen verminderte Decklust oder produzieren nicht verwertbare Samenzellen. Sie neigen ebenfalls zu Fettsucht, sie fressen alles, was vor das Maul kommt.

Wallache zeigen mitunter hengstiges Gehabe und zeigen an jeder rossigen Stute Interesse. Der Schlauch wird zum Harnabsatz und bei Erregung ausgeschachtet. Wallache übernehmen die Führung in der Rangordnung.

Das Herz und der Kreislauf sind die Schwachpunkte: Herzstolpern, Herzrasen und eine Leistungsverweigerung bei schwülwarmer Witterung sind die Folge, die Pferde werden aus dem laufenden Wettbewerb genommen.

Entzündungen und Veränderungen an den großen Gelenken, Verhärtungen im Sehnenscheidenbereich und Gallen sind häufig zu beobachten. Knöcherne Zubildungen an den langen Röhrenknochen, aber auch Arthrosen der kleinen Gelenke gehören in das typische Aurumbild. Verschlimmerung vor allem in der Nacht und morgens.

Besserung bringen diesen Pferden in der Regel Bewegung in frischer Luft und Koppelgang.

Calcium carbonicum Hahnemanni
(Austernschalenkalk)
Verhalten: sehr gutmütige, anhängliche Pferd, sie brauchen Zuneigung und Streicheleinheiten. Ruhiges gelassenes Benehmen. In ihrer Entwicklung sind sie allerdings etwas zurückgeblieben, dies äußert sich in Konzentrationsmangel und schneller Erschöpfung. Tiere, welche dem Calciumbild entsprechen, dürfen nicht zu früh antrainiert und überfordert werden. Die Leistungsgrenze ist bei jüngeren Tieren bald erreicht und sollte nicht überschritten werden. Langsame, ruhige und kontinuierliche Aufbau- und Trainingsarbeit machen sich viele Male bezahlt: man erhält einen ausgesprochen zuverlässigen, nervenstarken und wesensfesten Partner.

Der Körperbau ist kräftig, schwerer Knochenbau, die Bemuskelung eher etwas schwach, die Haut schlaff und die Gelenke eher schwächlich.

Wir erhalten keine Höchstleistungstiere, aber zuverlässige Leistungen im oberen Mittelfeld.

Die Arznei scheint für Fohlen und Jährlinge wie erschaffen, auch sehr Alte reagieren sehr positiv.

Fohlen reagieren nach der Muttermilchaufnahme häufig mit Durchfall, der auffallend sauer riecht. Die Anfälligkeit für Erkältungskrankheiten ist erhöht, die Lymphknoten sind vergrößert und es treten wiederholt Hauterkrankungen auf (Haarlinge, Pilzbefall und schuppige Ekzeme). Die Entwicklung des Knochenaufbaus kann gestört sein: Dies führt zu Fehlstellungen der Gliedmaßen, Verdickungen im Gelenkbereich, unterschiedliches Höhenwachstum etc.

Alte Tiere neigen zur »Fettsucht« oder zur Abmagerung, Arthrosen der kleinen Gelenke, nächtliche Schweiße am Hals und Brustbereich, Blähungen mit Rumpeln und Poltern, sowie starker Koteindickung mit sehr trockenen eher kleinen Äpfeln.

Die Tiere im mittleren Alter plagen sich mit Schleimhautproblemen: Luftsackentzündungen, Kehlkopfentzündungen mit Ton, häufige Entzündungen der Augen und der Nüsternschleimhaut. Immer wiederkehrende Bronchitis mit gelbem, mildem Sekret oder Auswurf.

Hufabszesse und Strahlfäule und schuppige Ekzeme am Kronsaum.

Verschlimmerung bei Kälte und Nässe, sowie körperlicher und geistiger Anstrengung.

Besserung durch Wärme, Sonne, Rotlicht und ruhiges, liebevolles, bedächtiges Arbeiten.

Calcium fluoricum (Calciumfluorid)
Verhalten: ungestümes, hektisches, unruhiges Temperament, erhöhter Konzentrationsmangel.

Die Ausbildung eines jungen Pferdes ist kaum möglich, bei Beginn der Lektionen wird begeistert mitgearbeitet, dann fehlt das Durchhaltevermögen, die kleinste Ablenkung (Geräusche, Gerüche, fremde Personen, Hunde usw.) löst hektische überschießende Reaktionen aus. Die Arbeit mit dem Tier muss abgebrochen werden.

Schlanke Typen mit eher leichtem Knochenbau. Allgemeine Bänder- und Bindegewebsschwäche, Wachstumsstörungen, Fehlstellungen der Gliedmaßen, Knochenzubildungen an den langen Röhrenknochen und Veränderungen am Knorpelgewebe (z.B. Hufrolle mit zwei Jahren).

Jede noch so kleine Verletzung der Haut führt zu intensiver Eiterung, heilt die Wunde ab, entsteht »wildes Fleischwachstum«.

Neigung zu Verspannungen der Rückenmuskulatur vor allem im Lendenwirbelbereich. Die großen Gelenke knacken bei Beginn der Bewegung, laufen sich aber ein.

Häufige Sehnenscheidenentzündung mit Verhärtung und »Verbacken« von Sehne und Sehnenscheide.

Verschlimmerung durch heißes Wetter und Sonnenbestrahlung (wichtiges Mittel bei Sonnenallergie), leichte Berührung und gegen morgen.

Besserung durch örtliche Wärme sowie durch festen Druck (z. B. ausgelöst durch feste Verbände, Gamaschen oder Sattelgurt).

Calcium phosphoricum (Calciumhydrogenphosphat)

Verhalten: verspieltes, leicht nervöses Temperament, Ungeduld und Furchtsamkeit stehen im Vordergrund. Sie lernen sehr gern fast begierig ihre Lektionen, vergessen aber auch eben so schnell. Mangelnde Konzentration! Reglementierungen und Strafen werden schnell vergessen – außer Schlägen oder Peitschenhieben, sie sind »nachtragend«. In der Gruppe zu lernen, bringt nur Misserfolg, Einzelunterricht mit genügend Streicheleinheiten dazwischen. Verladen und die übliche Hektik im Turnierbetrieb stören relativ wenig. Ist einmal ordentlich »etwas los« werden die Pferde eher gelassen reagieren.

Die Tiere schwanken zwischen Calcium und Phosphor (siehe dort unter den Konstitutionsmitteln).

Es ist eine häufige Arznei für Jungtiere und Heranwachsende bis zum »Wachstumsschluss«. Wir sehen eher zartgliedrige, schlanke Pferde mit schmalem Kopf mit vielen Wirbeln im Kopf- und Halsbereich. Die Haut ist dünn, die Haare weich und dünn mit einigen haararmen Regionen (Schulter, Vorderbrust und Kruppe).

Trotz guten Appetits eher mager. Eine ausgeprägte Neigung zu Verstauchungen und Verrenkungen (Pferde nicht einfach in der Halle oder auf der Koppel wegen sonstigem Bewegungsmangel »frei laufen lassen«). Wiederkehrende Atemwegserkrankungen, Bronchitis, Kehlkopfentzündungen, Lungenentzündungen mit eitrigem Auswurf. Blähbauch und Koliken mit dünnem wässrigen Kot.

Verschlimmerung durch Wetterwechsel, Kälte und Nässe. Körperliche und geistige Überforderung.

Besserung durch Wärme, ruhige Arbeit. Viel loben!

Jodum (Jod)
Verhalten: bei Jodum gibt es eindeutig zwei verschiedene gegensätzliche Typen.
1.) Sehr hektische, unruhige Tiere mit einem kaum zu zügelnden Temperament. Sie fordern ihre Arbeit, sind anfangs sehr ungestüm, werden aber im Laufe des Arbeitens immer gefügiger.

Fluten jedoch zu viele Eindrücke auf sie ein, so rasten diese Pferde aus, überschießende panische Reaktionen sind möglich. Sie geraten im Gelände außer Kontrolle und können in der Halle gegen Wände laufen oder Hindernisse durchreiten.

2.) Sehr ruhige, träge, faule Tiere mit dem Hang zur Fettleibigkeit. Sie müssen zur Arbeit getrieben oder gezwungen werden. Es bringt eigentlich keinen Spaß, mit diesen Pferden zu arbeiten, da sie ständig vorwärts getrieben werden müssen. Ungehorsam und echte Widersetzlichkeit zeichnen diese zweite Variante von Jodum auch aus.

Die beiden Typen entwickeln natürlich auch unterschiedliche Neigungen zu Erkrankungen:
1.) Sehr schlank, regelrecht abgemagert trotz reichlichen Futters! Dies ist ein Leitsymptom!

Bindehautentzündungen mit scharfen, wund machenden Tränen, Schnupfen mit auffallender Rötung der Nüstern und wund machenden Sekreten.

Bronchitis mit Schleimrasseln in Kehlkopf, Luftröhre und Lunge. Der Husten ist anstrengend, der Kopf wird nach vorwärts abwärts gestreckt, dicke feste Batzen kommen aus Nüstern oder der Mundhöhle, teilweise mit blutigen Streifen.

Auffallende Neigung zur Schweißbildung am gesamten Körper mit eher weißlichem Schaum, der bei Eintrocknung helle Beläge zurücklässt.

Schaumige wässrige Durchfälle, die im hohen Bogen entleert werden.

2.) Vollgefressen und fettgefüttert trotz Futterreduktion.

Hautprobleme: Haarausfall im gesamten Körperbereich, schüttere Behaarung an den Körperöffnungen, am Kronsaum und im Kastanienbereich. Schuppenbildung in der Sattellage und auf dem gesamten Rücken einschließlich Kruppe. Schwellung einiger Lymphknoten, der Ohrspeicheldrüse, des Euters und der Ganaschenregion. Hufe sind brüchig, der Strahl sehr trocken und trotzdem in der Strahlfurche stinkende Fäule.

Die Pferde sind häufig verstopft, die Kotballen trocken und fest; Neigung zu Verstopfungskoliken.

Stuten entwickeln eine kaum sichtbare Rosse und nehmen nach Deckakt oder Besamung nicht auf, Hengste zeigen wenig Imponiergehabe und Decklust.

Verschlimmerung durch Hitze, direkte Sonneneinstrahlung, Rotlicht; warme überhitzte Ställe, Frühjahr und Herbst sowie »Erholungsweide in Meeresnähe«. Besserung durch frische Luft, Bewegung in frischer Luft, Koppelgang im Winter.

Lycopodium (Bärlapp)
Verhalten: launische, eigenwillige Tiere, die scheinbar auf der Einhaltung geregelter Abläufe bestehen (verweigern die Mitarbeit, wenn sich in der Vorbereitung zum Training etwas ändert). Sehr ärgerlich und sogar aggressiv bei Zwangsmaßnahmen, tadeln oder Bestrafung führen bei sehr dominanten Bereitern zur Arbeitsverweigerung, bei eher nachgiebigen Reitern übernimmt das Pferd das Kommando und macht, was es selbst will. Passt das Duo gut zusammen, wird ausgesprochen erfolgreich und zuverlässig gearbeitet.

Fremde Menschen, Artgenossen oder Haustiere werden nur ungern geduldet. Vorsicht ist für den Tierarzt geboten: Abwehrbewegungen, Beißen und gezieltes Ausschlagen bei Berührung und Untersuchung sind bei den Tieren sehr nachgiebiger Besitzer häufig.

Dominante Pferdebesitzer kennen dieses Problem nicht, im Gegenteil Tier und Mensch bilden ein gutes Team.

Schlanke Pferde, die sehr schwerfutterig sind, immer bleiben Futterreste zurück oder werden zu späteren Zeiten verzehrt. Am nächsten Tag liegen immer noch Heureste auf dem Boden, es finden sich Kraftfutterreste im Trog. Die einzige gierige Futteraufnahme wird bei trockenen Brötchen, Zuckerstückchen und Bananen beobachtet. Der Leckstein wird innerhalb kürzester Zeit »gefressen« und bei sich bietender Gelegenheit werden große Mengen Sand oder kleinste Steinchen aufgenommen.

Chronische Ekzeme im Kopfbereich und am Unterbauch, Haarbruch in Langhaarregionen (Mähne, Schweif, Köthe). Intensive Stichelhaarbildung im gesamten Haarkleid, die Haut verliert an Elastizität, dadurch sehen die Tiere älter aus als sie sind.

Chronische Darmprobleme: Blähungen, Koliken, Verstopfung, Durchfall, unverdaute Futterbestandteile trotz ausgezeichneter Zahnpflege.

Chronische Harnwegserkrankungen bei güsten Stuten und Wallachen. Wallache schachten den Schlauch nicht aus zum Strahlen. Dadurch vermehrte Borkenbildung am Schlauch die leicht fischig riecht, intensive Schlauchreinigung führt zu vermehrter Borkenablagerung. Stuten neigen zu unregelmäßiger

Rosse oder zur Dauerrosse mit sehr aufdringlichem Benehmen oder Gehorsamsproblemen.

Auffallender klammer Gang bei Beginn der Bewegung. Die Gelenke sind anfangs leicht angelaufen, es verschwindet bei intensiver Arbeit ebenso das Knacken der kleinen Gelenke. Es gibt außerdem viele Verspannungen der Rückenmuskulatur. Die Gelenke im unteren Gliedmaßenbereich weisen Gallen auf, die auch bei Bewegung verschwinden.

Verschlimmerung durch Kälte, erhöhte Ammoniakwerte in der Stallluft, bei Beginn der Bewegung, Ärger und Druck (Neigung zu Sattelzwang).

Besserung durch fortgesetzte Bewegung, Abgang von Blähungen und ruhigem Umgang mit dem Pferd.

Mercurius solubilis Hahnemanni
(Kolloidale Quecksilberlösung)
Verhalten: leicht erregbare Tiere, sie machen immer einen gehetzten unruhigen Eindruck; kleine Neuheiten im Umfeld oder im Umgang erhöhen die Reizbarkeit oder führen zu Zornesausbrüchen, aber auch stoisches oder stupides Verhalten sind möglich.

Sie sind gern allein im Stall oder auf der Weide, es gibt ständige Rangordnungskämpfe mit Verletzungen. Im fortgeschrittenen Alter aber auch Eignung als Schulpferd oder Voltigierpferd. Häufiges Dehnen und Strecken vor allem der Rücken- und der oberen Gliedmaßenmuskulatur. Auffallend gehäuftes und ausgiebiges Wälzen.

Neigung zu Augenentzündungen mit Trübung der Hornhaut. Geschwüre in den Nüstern mit graubrauner Borkenbildung, Nasensekret flüssig, serös, ätzend und wund machend. Trockener Husten, sehr quälend. Der Kopf wird nach vorn oder in den Nacken geworfen im Hustenanfall.

Die Zunge ist deutlich angeschwollen und die Zahneindrücke am seitlichen Zungenkörper sind deutlich zu sehen. In der Mundhöhle finden sich Aphthen und Schleimhautgeschwüre. Das Zahnfleisch ist geschwollen und blutet bei der geringsten Berührung. Die Zahnpflege muss sehr häufig (zwei- bis dreimal im Jahr) durchgeführt werden. Auffallend die starke Speichelbildung und die schnelle Schaumbildung im Lippenbereich.

Polternde Darmgeräusche und reichlich Kotwasser sind bei diesen Pferden bezeichnend. Es treten aber auch blutige Durchfälle mit ständigem Druck auf den After auf. Die Region um den After ist oft verdickt und entzündet.

Eiternde Ekzeme vor allem im Langhaarbereich. Reichliche Schweißbildung, die zu klebriger, öliger Haut neigt.

Stuten haben einen eitrigen Scheidenausfluss und bei Hengsten und Wallachen werden eitrige Borken am Schlauch und der Schlauchöffnung gefunden.

Verschlimmerung durch zu warme Ställe, Kälte, Nässe.

Besserung durch Ruhe, morgens in der Frühe und Liegen.

Natrium chloratum (Natriumchlorid)
Verhalten: selbstbewusste, eigenwillige Tiere, die sich teilweise gegen den Besitzer durchsetzen. In der Herde nehmen sie jedoch eine eher untergeordnete Stellung ein. Es gibt reichlich Rangordnungsrangeleien mit echter Aggression, Beißen, Schlagen etc.

Vom Reiter wird eine feste Hand erwartet, dann sind sie sehr zuverlässig und willig. Sie binden sich gerne an eine Person oder auch an einen Artgenossen. Bei ihrer Arbeit sind sie sehr leistungsbereit, vor allem, wenn viel Lob und Anerkennung gegeben werden.

Die Tiere wollen aber nicht dauernd gestreichelt und verhätschelt werden. Berührung, Streicheln und Schmusen werden von fremden Personen nicht geduldet und selbst vom Besitzer nur in Maßen ertragen.

Gibt es einschneidende Veränderungen (Besitzerwechsel, Stallwechsel, Partnerverlust) wird mitunter wochenlang getrauert.

Viele Hautprobleme: schuppiges Haarkleid am gesamten Stamm, Haarausfall, trockene Haut mit reichlichem Juckreiz und Wundheit am Haut-Schleimhautübergang.

Mineralstoffmischungen, Salzlecksteine und salziges Brot werden gierig (!) aufgenommen, dafür gibt es viel Durst, ständige Wasseraufnahme an dem Tränkebecken aber auch im Gelände bei jeder sich bietenden Gelegenheit.

Blutarmut, welche nicht durch Würmer hervorgerufen wurde. Abmagerung trotz ausreichender Ernährung, Muskelabbau ohne erklärbaren Grund und unbegründbare Appetitlosigkeit sprechen für Natrium chloratum.

Verschlimmerung durch Kälte und Nässe, Sonnenbestrahlung, am Meer, im Frühjahr und Herbst sowie durch Arbeitsüberlastung und Trennungskummer.

Besserung durch Ruhe, trockene Witterung und gegen Abend.

Nux vomica (Brechnuss)
Verhalten: nervöse, übererregbare Tiere, die Empfindlichkeit gegenüber äußeren Reizen ist deutlich gesteigert. Berührung, Geräusche und grelles Licht führen zu überschießenden Reaktionen (Aggression, Steigen, gezieltes Schlagen usw.). Am schlimmsten wird auf Zwangsmaßnahmen, z.B. Hufschmied oder Tierarzt, reagiert. Sattelzwang oder häufiges Nachsatteln. Verspannungen der Muskulatur vor allem im Rückenbereich und der Bauchdecken.

Verdauungsstörungen nach Aufnahme von zu viel, verdorbenem oder gar nicht artgerechtem Futter. Futterumstellung von Sommer- auf Winterfütterung und umgekehrt bringen massive Störungen.

Verstopfung und/oder Durchfall mit Blähungen und unbändigem Kotdrang, Kolikneigung und Verkrampfung der Bauchdecken. Jede Aufregung führt zu Verdauungsproblemen. Eingabe von Wurmpasten oder anderen Medikamenten löst Stress mit Magen-Darmproblemen aus.

Folge dieser massiven Störungen sind die vielfachen Muskelverspannungen, diese wiederum lösen Lahmheiten verschiedenster Art aus, jedoch ständig wechselnde Lahmheiten. Am Anfang der Bewegung steht der klamme Gang.

Verschlimmerung durch Nässe, durch Kälte, kurz nach der Futteraufnahme, nach längeren Arbeitspausen und gegen Morgen.

Besserung durch warme, auch miefige Ställe und kurze Ruhepausen.

Phosphorus (gelber Phosphor)
Verhalten: sehr lebhafte, aufmerksame, neugierige Tiere. Sie haben einen sehr intensiven Bewegungsdrang und sind verspielt. Sie lernen sehr schnell, vergessen aber auch ihre Lektionen wieder und wollen ihre Übungen nicht ständig wiederholen. Auffallend ist ihre Wasserliebe: Jeder Bach, jede Pfütze wird zum Durchlaufen genutzt. Die Tiere sind ausgesprochen empfindlich gegen äußere Reize. Die feinsten und kleinsten Geräusche hören sie, und auffallend ist die Angst vor lauten, knallartigen Geräuschen. Dies zeigt sich auch in einer sehr ausgeprägten Gewitterangst. Knallgeräusche wie Silvesterknaller oder Schusslaute führen zu panischen Reaktionen. Phosphortiere haben außerdem Probleme mit dem Alleinsein. Sind die Pferde allein aufgestallt, so schlagen sie häufig mit den Hufen gegen die Stallwand und verbeißen Holzeinrichtungen.

Die Tiere sind sehr schlank, dünnhäutig und hochbeinig. Ihr Fell ist glänzend und mit sehr feinen Haaren versehen. Wir können von ausgesprochen schönen Tieren sprechen.

Die Pferde wollen bei der Untersuchung ungern berührt und angefasst werden. Vor allen Dingen wollen die Pferde immer sehen, was gerade mit ihnen gemacht wird. Sie beobachten mit ihrem Kopf jede Bewegung und jede Untersuchung. Phosphortiere sind in jeder Beziehung Hochleistungstiere: Sie sind besonders für den Turniersport (Springen und Dressur, aber auch Vielseitigkeit) geeignet. Ihre Aufregung und Erregung zeigen sie deutlich durch Durchfall und Unruhe an. Sie haben großen Appetit und sehr viel Durst auf kaltes Wasser. Sie neigen zu schnell verlaufenden, akuten Erkrankungen mit hohem Fieber.

Innerhalb weniger Stunden entwickeln sich Atemwegserkrankungen, vor allem Bronchitis mit hoher Temperatur bei scheinbar ungestörtem Allgemeinbefinden.

Die akute Erkrankung der Lunge wird nur durch ausgeprägte Nasenflügelatmung angezeigt.

Der Auswurf ist sehr zähschleimig und häufig finden sich Blutspuren in den Sekreten aus den Nüstern. Bei auftretendem Husten kann unwillkürlich Kot abgehen.

Häufig finden wir schmerzhafte Entzündungen der Muskulatur, vor allem im Bereich der Schultern, der Kruppe und des Rückens. Diese Entzündung wird durch Zittern der betroffenen Muskelpartien angezeigt. Es kommt dabei häufig zu Lahmheiten der betroffenen Gliedmaßen.

Auf der Haut finden wir Ekzeme die mit Bläschen und starken Schwellungen einhergehen.

Stuten zeigen eine ausgeprägte Rosse mit weißlichem Ausfluss. Auffallend ist der intensive Bewegungsdrang bei sehr guter Kondition, aber plötzlich werden die Pferde ausgesprochen müde; jedoch ist ein Zeichen von Phosphor die sehr schnelle Erholung nach einer kurzen Regeneration. Verschlimmerung durch übertriebene körperliche und geistige Anstrengung aber auch durch Aufregungen (Verladen, Turniervorbereitungen etc.), Besserung durch Ruhe und kurze Erholungsphasen sowie durch kaltes Wasser.

Pulsatilla (Wiesenküchenschelle)
Verhalten: meist weibliche Tiere, die sehr freundlich, gutmütig und anhänglich sind. Sie suchen den Kontakt mit dem Menschen aber auch mit ihren Artgenossen. Sie sind ängstlich, sehr aufmerksam, haben aber scheinbar einen Mangel an Selbstbewusstsein. Ihre Gutmütigkeit und ihre Anlehnungsbedürftigkeit wird vom Besitzer sehr häufig ausgenutzt. Außerdem zeigen sie gelegentlich Eifersüchteleien. Sie neigen zu Übergewicht und dadurch auch Faulheit. Bei Stuten sehen wir eine verlängerte Rosse, aber insgesamt einen unregelmäßigen Rosseablauf. Während der Rosse suchen sie intensiv die Nähe zum Bereiter oder zum Pfleger. Alle männlichen Artgenossen egal ob Hengst oder Wallach werden attackiert oder vertrieben. Die Stuten neigen zu Entzündungen aller Schleimhäute mit typischem gelblich grünem, milden Sekret. Die Entzündungen der Schleimhäute des Kopfes wechseln sich ab mit den Entzündungen der Scheide oder des Darmes. Bei den geringsten Fütterungsfehlern kommt es zu Durchfall.
Verschlimmerung durch Wärme, Stallwärme, Rotlicht. Besserung bei Koppelgang und an der frischen Luft.

Sepia (Tintenfisch)
Verhalten: sehr pflichtbewusste, eher dominante Tiere. Sie nehmen häufig die erste Stellung in der Herde ein und ver-

suchen auch, den Menschen zu dominieren. Von männlichen Tieren lassen sie sich grundsätzlich nicht unterdrücken. Es sind vor allem weibliche Tiere, die der Arznei bedürfen. Sie neigen zu Bindegewebsschwäche und zu sich ständig wiederholenden Infektionen der Scheide, aber auch des Euters. Die Haut um die Scheide herum ist wie wund durch das dünne juckende Sekret aus der Scheide. Die Rosse ist häufig wenig ausgeprägt und wird kaum bemerkt.

Verschlimmerung durch Kälte und Zugluft. Besserung durch Wärme, warm Eindecken und Bewegung im Freien.

Silicea (Kieselsäure)
Verhalten: Jungtiere haben wenig Selbstbewusstsein; sie brauchen eine gute Führungsperson. Sie sind sehr nervös, ängstlich und ungeduldig. Wird ihnen genügend Halt gegeben, so sind sie zu guten und zuverlässigen Leistungen fähig. Junge Tiere scheinen in ihrem Wachstum stillzustehen oder sie bleiben in Ihrer Entwicklung zurück. Es sind eher zierliche, dünnhäutige und schwächliche Pferde mit einer ausgeprägten Bänderschwäche. Das Haarkleid ist sehr fein und die Haut selbst erstaunlich dünn. Fohlen neigen zu Fehlstellungen der Gliedmaßen. Die Entwicklung der Hufe kann in Richtung Bockhufe gehen. Im Bereich des Hufes finden wir eitrige Fistelbildungen, aber auch die Neigung zu wildem Fleisch. Häufige Strahlfäule mit ätzendem Sekret.

Auf der Haut finden wir nässende, krustige Ekzeme, die immer wieder auftauchen. Sie haben eine ausgesprochen schlechte Heiltendenz.

Alle noch so kleinen Wunden eitern und heilen schlecht. Neigungen zu Allergien aber auch Pilzerkrankungen passen häufig in das Bild von Silicea.

Wir sehen solche Veränderungen auf der Haut bei Tieren, die sehr viel ballaststoffarmes Futter aufnehmen. (zuviel Kraftfutter, zuviel pelletiertes Futter).

Bei allen Tieren, die Silicea brauchen, finden wir einen schlechten Ernährungszustand und es besteht eine Neigung zu Erkältungskrankheiten.

Verschlimmerung durch Kälte und im Winter. Besserung durch Wärme, Eindecken und im Sommer.

Sulfur (Schwefel)
Verhalten: ungeduldige, sehr selbstbewusste Tiere, die ungern arbeiten, sie müssen ständig angetrieben werden. Vergessen ihre mühsam eingetrichterten Lektionen, man fängt immer wieder von vorne an. Wird die Arbeit zu forsch gefordert, schalten sie auf »stur« oder reagieren widersätzlich. Paraden, Peitscheneinsatz oder Zwangsmaßnahmen werden mit »Arbeitsverweigerung« beantwortet.

Die Tiere sind in der Regel kräftig gebaut und wohlgenährt. Sie suchen alles auf, was schmutzig macht: Wasserpfützen, Schlammlöcher, Kothaufen, dort legen sie sich hinein oder wälzen sich darin. Das Fell ist eigentlich immer schmutzig, bei Schimmeln am eindrucksvollsten zu beobachten. In der Stallbox wird überall abgekotet, sogar in das Tränkebecken.

Die Haut riecht stark nach Ammoniak, ist fettig, filzig und verklebt, der Haarwechsel ist gestört, verzögert oder bleibt ganz aus. Die Haut juckt, schuppt und trocknet aus. Futterwechsel, Fütterungsfehler und Medikamentengaben (Wurmpasten) werden sofort mit Hautekzemen beantwortet: Talgdrüsenentzündungen, Eiterpusteln, Furunkel und Abszesse.

Alle Körperöffnungen sind gerötet, entzündet und jucken.

Durchfall morgens, im Laufe des Tages besser werdend, jedoch viel Kotwasser, die Innenseite der Hinterschenkel ist immer kotverschmutzt.

Hartnäckige Verstopfungen sind jedoch auch möglich, mit ständigem Drang auf den Kot. Einrisse am Afterschließmuskel bluten beim Kotabsatz.

Neigung zu Rückenverspannungen mit wechselnden Lahmheiten.

Verschlimmerung durch Wetterwechsel, Kälte, Nässe, Abwaschen mit Wasser und Ruhe.

Besserung durch Wärme, trockenes Wetter und Bewegung.

Thuja occidentalis (Lebensbaum)
Verhalten: unauffällige, gutmütige, eher zuverlässige Tiere. Das Erlernen von Lektionen dauert zwar länger, hält aber dafür lange an.

Zwei Typen: 1. schlank und mager, 2. aufgeschwemmt und dick.

Beide zeigen Neigung zu chronischen wiederkehrenden Hautentzündungen mit Haarausfall, die Hauptstellen sind die Körperöffnungen und die Gliedmaßenenden. Überall können blumenkohlartige oder auch anders geformte Warzen auftreten, diese bluten leicht bei Berührung.

Alle Schleimhäute produzieren ein gelbgrünes Sekret. Die Harnorgane sind entzündet, bei Stuten läuft grüner eitriger Ausfluss aus der Scheide, die Tupferproben weisen massenhaften Keimbefall auf.

Wallache und Hengste haben verklebte Harnröhrenöffnungen, der gesamte Schlauch ist borkig verschmutzt.

Die Thujatiere sind häufig verstopft und gebläht.

Verschlimmerung durch Kälte, Nässe, vor Gewitter und Ruhe.

Besserung durch trockenes Wetter, Wärme, warme Anwendungen, durch Schwitzen und Bewegung.

Stall- und Reiseapotheke

In der täglichen Praxis wird von den Reitern und Pferdebesitzern immer häufiger die Frage nach einer homöopathischen Stall- und Reiseapotheke gestellt. Aus den Erkenntnissen im Umgang mit den alltäglichen Problemen im Stall, auf Turnieren und vor allem auf den Turnierreisen erfolgte die Zusammenstellung der 30 wichtigsten Arzneien.

Der größte Teil der Arzneien wurde im vorangegangenen Text schon ausführlich beschrieben. Hier erfolgt zu jedem homöopathischen Medikament nochmals eine kurze Zusammenfassung der wichtigsten Anwendungen und der Symptome.

Für die Apotheke hat sich die flüssige Arzneiform bewährt, da Sie aus meiner Sicht schneller und vielseitiger anwendbar ist: zum Aufträufeln auf Brot, Kraftfutter, Karotten, Zucker oder auch mit einer 2-ml-Spritze ohne Nadel aus der Flasche aufgefüllt und dem Pferd direkt in die Mundhöhle eingegeben.

Verabreichung homöopathischer Arzneien mittels einer 2-ml-Einmalspritze:
- Man nehme eine 2-ml-Injektionsspritze und ziehe den Kolben oben heraus.
- Der Daumen verschließt das untere, spitze Ende der Einmalspritze.
- Die homöopathischen Tropfen werden in die Spritze eingefüllt.
- Anschließend den Kolben wieder aufsetzen und die Spritze umdrehen.
- Jetzt kann die Arznei in die Mundhöhle gespritzt werden.

Maßeinheit: 0,5ml entsprechen ungefähr 10 Tropfen.

Nr. 1) Acidum phosphoricum D6 (Phosphorsäure)
- 1–3-mal täglich 10 Tropfen

Wichtigstes Mittel bei Erschöpfung nach Anstrengung: Springen, Dressur, Vielseitigkeit, Gelände- und Distanzritte.

Die Arznei darf auch in den Pausen zwischen den Prüfungen gegeben werden.

Damit werden keine Restenergien aktiviert und die Leistungsgrenzen nicht überschritten. Vielmehr verstärkt sich die Regeneration im Rahmen der Selbsterhaltungsfähigkeit des Pferdes.

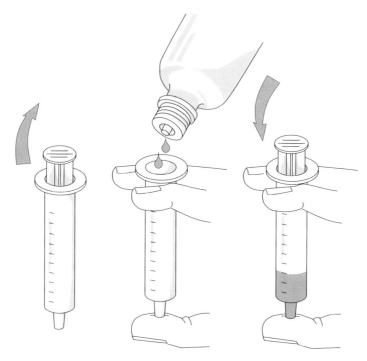

So können homöopathische Dilutationen (Verdünnungen) dem Pferd problemlos direkt in die Maulhöhle verabreicht werden.

Nr. 2) Aconitum napellus D30 (Eisenhut)
- 1–2-mal täglich 10 Tropfen oder 10 Kügelchen

Aconitum ist die Arznei der ersten Anzeichen einer beginnenden Erkrankung. Häufigste auslösende Ursachen sind Kälte, Nässe und vor allem trockene kalte Ostwinde auf der Koppel im Herbst und Frühjahr. Die heraufziehende Erkrankung hat sich noch nicht in einem Organ festgesetzt, aber man spürt die beginnende Unpässlichkeit des Pferdes. Die Arznei kann auch vorbeugend nach Ereignissen gegeben werden, die das Tier schon einmal »krank gemacht« haben.

Mit Aconitum wird man sicher die meisten beginnenden Erkrankungen schon im Anfangsstadium heilen, bei passender auslösender Ursache und passender Symptomatik.

Nr. 3) Arnica montana D4 (Bergwohlverleih)
- 2–3-mal täglich 10 Tropfen oder 10 Kügelchen

Arnica wächst in Mittel- und Hochgebirgen ab 600 m über dem Meeresspiegel.

Zur Herstellung der homöopathischen Arznei und der volksheilkundlichen Heilmittel wird nur die Wurzel verwandt und somit die Pflanze zerstört. Inzwischen steht Arnica daher unter Naturschutz. Arnica ist das erste Verletzungsmittel, es kann sofort nach einem Unfall verabreicht werden. Schockzustände werden gemildert, leichte Blutungen gestillt. Die Pferde lassen sich leichter beruhigen und anfassen.

Die Wundversorgung wird bequemer durchführbar, da die Abwehrbewegungen gemildert werden. Die Wundheilung erfolgt schneller nach der Verabreichung von Arnica.

Die Arznei ist außerdem bewährt nach Anstrengungen, überstandenen schweren Krankheiten und nach Operationen. Hier sollte allerdings zusätzlich Arnica D30 (1–2-mal pro Woche 10 Tropfen) gegeben werden.

Nr. 4) Arnica-Tinktur äußerlich

▶ Es werden 8–10 Tropfen auf eine Tasse abgekochten oder destillierten Wassers zur Herstellung einer gebrauchsfähigen Lösung gegeben. Bei jeder Anwendung sollte eine frische Lösung hergestellt werden!

Bitte nicht die unverdünnte Tinktur auf frische Wunden aufträufeln. Beim Menschen brennt diese Tinktur sehr, und die Pferde scheinen Ähnliches zu empfinden (Abwehrbewegungen).

Mit der hergestellten Lösung lassen sich verschmutzte Wunden problemlos reinigen, da es zur gleichzeitigen Schmerzstillung im Wundbereich kommt.

Die Blutungsneigung bei leichten Oberflächenblutungen wird mit einem in Arnica-Lösung getränkten Wattebausch reduziert.

Ältere eiternde Wunden können ebenfalls mit einem getränkten Wattebausch oder Mulltupfer von Eiter, Schmutz und Krusten gereinigt werden; die bakterielle Besiedelung der Wunde wird stark vermindert und der Ausheilungsprozess angeregt.

Nr. 5) Apis mellifica D4 (Honigbiene)

▶ 1–3-mal täglich 10 Tropfen

Wichtigstes Arzneimittel aller warmen, teigigen Schwellungen, vor allem im Sehnen- und Gelenkbereich.

Die Anfälligkeit für allergische Überreaktionen bei Insektenstichen wird gemindert, und alle heißen, teigigen Anschwellungen im Hautbereich gehen nach 1–2 Gaben zurück.

Auch allergische Hautreaktionen auf chemische Medikamente werden mit Apis schnell verschwinden. Die Arznei kann auch vorbeugend (dann aber lieber in der D30) gegen Insektenstiche (Bremsen) in einer Dosis von 1-mal täglich 10 Tropfen verabreicht werden.

Nr. 6) Arsenicum album D6 (Arsenige Säure)
▸ 2–3-mal täglich 10 Tropfen
Sehr bewährte Arznei bei allen Magen- und Darmstörungen.

Auslösende Ursachen: verdorbenes Kraftfutter, angeschimmeltes Heu oder Stroh, fehlgegorene Silage, gefrorenes frisches Gras (Herbst, Winter, frühes Frühjahr), erstes eiweißreiches Grünfutter. Die Tiere haben wässrige, stinkende Durchfälle, begleitet von zum Teil schmerzhaften Koliken mit Blähungen und großen Mengen Darmgasen.

Der Kot verlässt fast unverdaut den Darm und fließt unwillkürlich aus dem After.

Die Innenschenkel der Hinterbeine sowie die Schweifunterseite sind kotverschmiert und verklebt. Das Fell wird stumpf und das Haarkleid struppig.

Früher wurden heruntergekommene (abgemagerte) Tiere von den Pferdehändlern mit so genannten Arsenkuren wieder aufgepäppelt – das waren allerdings keine homöopathischen Dosen, sondern zwei bis drei Gramm der äußerst giftigen Grundsubstanz!

Nr. 7) Belladonna D30 (Tollkirsche)
▸ 1–2-mal täglich 10 Tropfen
Sehr bewährte Arznei bei beginnenden fieberhaften Erkrankungen bis zum Eintreffen des Tierarztes. Die Pferde scheinen entweder ausgesprochen munter zu sein, oder sie stehen apathisch in einer Ecke und wollen sich nicht bewegen.

Die Körperoberfläche ist vermehrt warm, manchmal kommt es zu Schweißausbrüchen am Hals und am Stamm.

Folge von Erkältung und Durchnässung, auch von zuviel Sonneneinwirkung.

Die Schleimhäute der Augen, der Nüstern und der Mundhöhle sind auffallend stark gerötet.

Die Tiere erschrecken leicht durch Geräusche, lautes Reden, durch grelles Licht und Berührung. Der Durst ist auffallend groß.

Furcht vor Wasserpfützen, Wassergräben und plätschernden Geräuschen.

Belladonna hat sich auch bei gesunden Pferden, die Angst vor dem Wassergraben (Hindernis) haben, bewährt. Hier gibt man eine Stunde vor dem Termin 10 Tropfen Belladonna D30.

Nr. 8) Bryonia dioica D4 (Rotbeerige Zaunrübe)
▸ 1–3-mal täglich 10 Tropfen
Eine der wichtigsten Arzneien bei heißen, schmerzhaften Schwellungen eines Gelenks oder auch im Sehnenbereich. Bei Temperaturerhöhung kann man bis zum Eintreffen des Tierarztes 1–2-mal 10 Tropfen der Arznei verabreichen.

Plötzlich auftretende, trockene Hustenattacken ohne Auswurf bei absoluter Bewegungsunlust. Plötzlich auftretende,

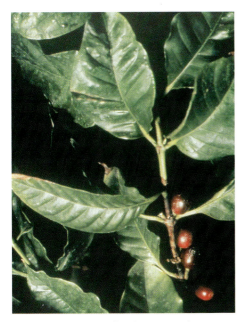
Coffea arabica (Rohkaffee) können Sie bei Prüfungsstress einsetzen.

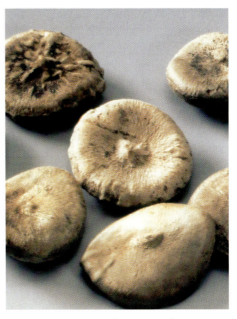
Nux Vomica ist eine wichtige Arznei bei Magen- und Darmstörungen.

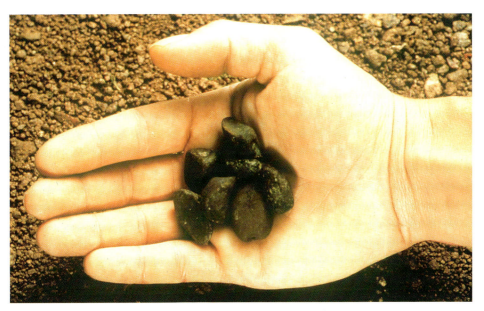
Citrullus colocynthis (Koloquinte) ist ein mögliches Mittel bei Krampfkoliken.

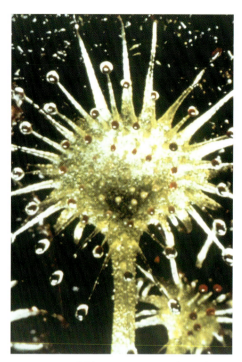

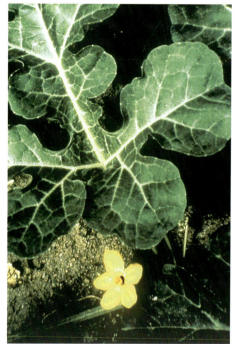

Drosera rotundifolia (Sonnentau) wirkt gut bei akuter Bronchitis.

Citrullus colocynthis, der Bitterapfel, ist ein Kürbisgewächs.

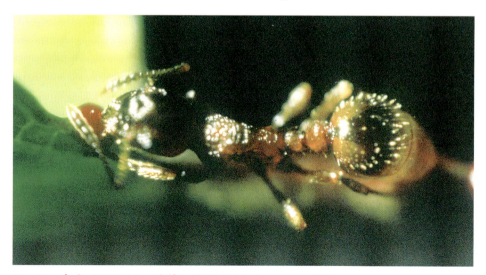

Formica rufa, die Ameisensäure, hilft gut bei Muskelschmerzen und Verspannungen.

schleimige Durchfälle mit anschließender Verstopfung bei großem Durst. Die Tiere bewegen sich nicht und wollen in Ruhe gelassen werden. Starker Druck (z. B. Bandagieren des Gelenks oder der feste Sattelgurt) bessert die Beschwerden. Die Pferde legen sich gern auf das erkrankte Gelenk (Druck bessert).

Nr. 9) Calendula-Tinktur äußerlich
(Ringelblume äußerlich)

▸ 8–10 Tropfen werden auf 1/2 Tasse abgekochten Wassers zur Herstellung der gebrauchsfertigen Lösung gegeben. Bitte immer eine frische Lösung herstellen!

Die Ringelblume genießt in der Volksmedizin ein hohes Ansehen als Wundheilungsmittel. In einigen Gegenden Deutschlands werden heute noch die frischen Blüten gesammelt und eigene Salben hergestellt.

Für frische Wunden kann man die Blütenköpfe in Butter sieden und nach dem Erkalten, in kleine Salbentöpfe gefüllt, im Kühlschrank aufbewahren.

Für alte Wunden nimmt man Schweineschmalz mit abgewelkten Blütenköpfen, ebenfalls gesiedet, abgepackt und im Kühlschrank aufbewahrt.

Ein Teil der Inhaltsstoffe dieser Arzneipflanze hat eine antibakterielle Wirkung.

Eiternde, riechende, nur verzögert heilende Wunden werden mit einem in Calendula-Lösung getränkten Wattebausch 2-mal täglich ausgewaschen.

Wird die Wunde geruchsfrei und ist die Eiterung vermindert, sollte nur noch 1-mal täglich eine Reinigung erfolgen. Nach 2 Tagen darf die Wunde dann, wenn möglich, unter Verband genommen und mit der Calendula-Lösung angegossen werden.

Bleibt die Wunde offen, sollte sie mit **Calendula-Salbe** (Calendumed) abgedeckt werden.

Nr. 10) Cinnamomum camphore D2
(Kampfer)

▸ 1–5-mal im Abstand von 2–3 Minuten dem Pferd die geöffnete Flasche unter die Nüstern halten und es daran riechen lassen.

Die Arznei ist vor allem angezeigt in Erste-Hilfe-Situationen mit Atemnot, sie kann gut angewendet werden, bevor der Tierarzt eintrifft: Atemnot nach Hitzestau, Sonnenstich, Hustenanfall und Verletzungsschock.

Der Kampfer war aus diesem Grund ein Hauptbestandteil des so genannten »Riechfläschchens«, welches in früheren Zeiten den jungen Damen nach Ohnmachtsanfällen unter die Nase gehalten wurde.

Der intensive Geruch des Kampfers wirkt auch beim Pferd in den oben genannten Notsituationen hervorragend und nebenwirkungsfrei.

Nr. 11) Colocynthis D6 (Koloquinte)
▸ 1–3-mal täglich 10 Tropfen
Bewährte Arznei bei allen plötzlichen, krampfartigen Kolikbeschwerden von Darm und Blase. Unruhiges, ängstliches Verhalten mit ständigem Niederlegen, Aufstehen und Standortwechsel. Fehlender Urinabgang, wässriger, fadenziehender Durchfall.

In den »Kolikpausen« gierige Aufnahme von Wasser und Raufutter. Beim Niederlegen im Krampfanfall werden die Beine an die Bauchdecke gezogen, als wollten sie Druck auf den Bauch ausüben.

Das Anlegen eines Gurtes bessert die Schmerzen und vermindert die Krampfhäufigkeit.

Vorsicht: Den Gurt nur am stehenden Tier anlegen!

Nr. 12) Cuprum aceticum D6 (Kupferacetat)
▸ 2–3-mal täglich 10 Tropfen
Im Vordergrund stehen krampfartige Hustenanfälle mit einer typischen Körperhaltung und auffallenden Symptomen.

Der Kopf wird tief nach vorwärts-abwärts gestreckt, wenn möglich aufgestützt, die Bauchdecken sind äußerst gespannt und eingezogen, der Schweif wird abgestreckt gehalten, und bei fast jedem Hustenstoß gehen Darmwinde, manchmal sogar kleine Kotballen ab. Das Kupferacetat hat sich bei allen krampfartigen Zuständen bestens bewährt. Die Begleitsymptome und das Verhalten des Tieres weisen auf die Arznei hin. Sollte Cuprum aceticum trotz aller passenden Symptome nicht die gewünschte Wirkung zeigen, steht noch **Cuprum metallicum** D6 (gleiche Dosierung) zur Verfügung.

Nr. 13) Drosera rotundifolia D4 (Sonnentau)
▸ 2–4-mal täglich 10 Tropfen
Der Sonnentau wurde Ende des vorigen Jahrhunderts in Frankreich offiziell mit königlichem Dekret zur Bekämpfung des Keuchhustens eingesetzt. Die Pflanze steht heute unter Artenschutz und darf daher nicht gesammelt werden.

Die homöopathische Zubereitung bietet jedoch die gleiche Wirksamkeit und sollte deshalb in keiner Stallapotheke fehlen.

Hustenanfälle treten vor allem in der Nacht und gegen Morgen auf, begleitet von Durchfällen. In der Futterkrippe und auf dem Boden findet man gelben, zähen Auswurf. Nach den morgendlichen Hustenanfällen trocknet gelber, zäher, fadenziehender Schleim, der in den Nüstern hängen bleibt, zu gelbbraunen Krusten ein. Gelegentliches einseitiges Nasenbluten nach dem Husten.

Nr. 14) Euphrasia officinalis D4 (Augentrost)
▸ 2–3-mal täglich 10 Tropfen

Bewährte Arznei bei plötzlicher Augenentzündung mit deutlicher Lichtscheue. Das entzündete Auge tränt stark und wird krampfhaft geschlossen gehalten. Nach 24 Stunden tritt eitriges Sekret auf, welches beim Rinnen über das Gesicht eine haarlose Tränenspur hinterlässt. Die Entzündung entsteht als Folge von Zug oder Verkühlung. Sie verschlimmert sich jedoch im warmen, ammoniakreichen Stall erheblich. Frische Luft und Koppelgang bessern die Entzündung schnell.

Die **Euphrasia-Augensalbe** (Weleda) hilft bei 2-maliger täglicher Anwendung schnell, die Entzündung zu beseitigen.

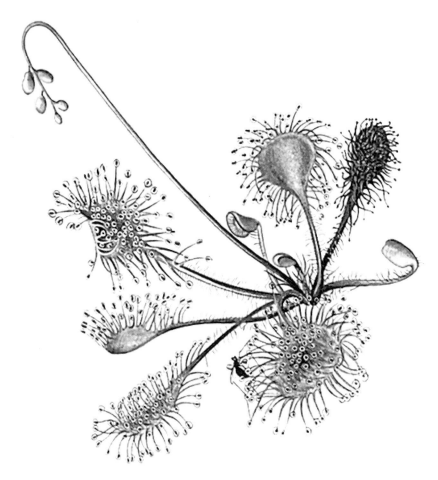

Drosera rotundifolia (Sonnentau)

Nr. 15) Hepar sulfuris D8 (Kalkschwefelleber)

▸ 1–2-mal täglich 10 Tropfen

Hepar sulfuris ist die Arznei des Eiters: Abszesse auf der Haut, an den Hufen, eiternde Hufgeschwüre, Wunden (frische und ältere), Zahnfisteln, eiternde Lymphknoten nach Druse.

Die Arznei ist angezeigt bei sehr deutlicher Besserung durch Wärme, lokale Wärme, Infrarotbestrahlung, trockene Verbände sowie Verschlimmerung durch Kälte, Nässe und Berührung.

Nr. 16) Hypericum perforatum D6 (Johanniskraut)

▸ 1–2-mal täglich 10 Tropfen

Hypericum wird als die »Arnica der Nerven« bezeichnet. Alle Verletzungen gehen mit einer Nervenschädigung einher, und es bleibt nach der Erstversorgung mit Arnica eine Störung zurück (z. B. Lähmungen, Muskelschwund, hängendes Augenlid, hängende Unterlippe). So kommt Hypericum zum Einsatz. Auch Verletzungen mit Nervenstörungen, die schon 1–2 Jahre zurückliegen, sollten noch mit Hypericum in einer höheren Potenz (D 200) behandelt werden.

Man kann mit dem **Hypericum-Öl** die Behandlung älterer Beschwerden hervorragend unterstützen. **Vorsicht** ist mit Hypericum-Öl bei Schimmeln geboten: Auf der pigmentarmen Haut kann es zu Sonnenbrand kommen!

Nr. 17) Ipecacuanha D6 (Brechwurzel)

▸ 1–3-mal täglich 10 Tropfen

Ipecacuanha ist eine wichtige Arznei bei krampfartigen Anfällen der Bronchien, des Magens und des Darms. Beim Menschen (vor allem Keuchhusten) endet fast jeder Hustenanfall mit Würgen und Erbrechen.

Aufgrund anatomischer Gegebenheiten kann dieses Symptom beim Pferd nicht beobachtet werden. Wir sehen jedoch die quälenden Anstrengungen des Pferdes beim Husten.

Der Husten tritt anfallsartig mit starker Verkrampfung der Rippen- und Bauchmuskulatur auf. Nach der Hustenattacke scheinen die Pferde kurzzeitig sehr erschöpft, die Nüstern sind weit gestellt, und manchmal wird auch die Mundhöhle zum Atmen geöffnet. Aus den Nüstern entleert sich zäher, grau-gelber Nasenausfluss, der gelegentlich auch zu schmutzigen Krusten am Nüsternrand eintrocknet.

Häufig tritt zum Husten noch ein eher wässriger Durchfall auf. Alle zwei Tage verstärkt sich der Husten mit dem Durchfall. Auffallend ist gerade diese Periodizität der Symptome.

Feuchtwarmes Wetter, Temperaturschwankungen, Bewegungen und die Nachtstunden verschlimmern die krampfartige Bronchitis.

Besserung tritt ein durch trockenes Wetter, Koppelgang und Ruhe.

Nr. 18) Lachesis D8 (Buschmeisterschlange)
▸ 1–3-mal täglich 10 Tropfen
Lachesis ist die Arznei für leicht erhöhte Körpertemperatur bei infizierten Geschwüren, Wunden, Operationswunden und bei beginnenden Infektionskrankheiten mit einer auffälligen Verschlimmerung am frühen Morgen und einer Besserung des Allgemeinzustandes tagsüber und abends. Der Tierarzt wird in diesen Fällen meist nicht verständigt, weil es dem Pferd ja tagsüber wieder »so gut« geht und das Fieber verschwunden ist.

Dauert dieses Wechselspiel zwischen morgendlichem Fieber bis 38,5° und Fieberfreiheit am Abend 2 Tage an, sollte unbedingt ein Tierarzt zugezogen werden. Sie können in der Zwischenzeit 1–2-mal 10 Tropfen Lachesis geben.

Wunden und Geschwüre sind bläulich bis rötlich verfärbt und bluten bei Berührung und Säuberung bis zu einer Stunde nach. Wundabdeckungen und Verbände werden nicht geduldet, die Pferde beißen die Verbände ab.

Wunden am Hufsaum sollten mit einer Glocke, Verletzungen im unteren Beinabschnitt mit Gamaschen geschützt werden.

Nr. 19) Ledum palustre D4 (Sumpfporst)
▸ 1–2-mal täglich 10 Tropfen
Ledum hat sich bei allen Verletzungen mit spitzen Gegenständen (z. B. Nageltritt, Vernagelung, Spritzenabszess, Sporen) bewährt, ebenso bei Insektenstichen und Zeckenbissen, vor allem wenn Juckreiz und Eiterung die Stichverletzung begleiten.

Die Insektenstiche, welche für Ledum angezeigt sind, haben keine teigige Schwellung, wie das für Apis angezeigt ist. Die Schmerzen und der Juckreiz verschwinden durch Kälteanwendung. Bei Verletzungen des Hufes (Vernagelung) sollte das Bein 1 Stunde in kaltem Wasser stehen.

Alle Symptome werden durch Wärme, Verbände und leichte Berührung verschlechtert.

Stark juckende Insektenstiche können bewährt mit **Rhus-Rheuma-Gel®** (DHU, enthält Ledum) behandelt werden.

Nr. 20) Magnesium phosphoricum D8 (Magnesiumhydrogenphosphat)
▸ 1–5-mal täglich 10 Tropfen
Magnesium phosphoricum gehört neben Colocynthis mit zu den wichtigsten Arzneien bei Koliken, die mit Anfällen und Krämpfen einhergehen. Hier treten die Schmerzen plötzlich auf und verschwinden ebenso schnell. Der anfallsfreie Zeitraum kann bis zu 1 Stunde betragen. Die Schmerzen müssen so stark sein, dass die meisten Pferde sich sofort hinwerfen, erst dann versuchen sie, die Gliedmaßen auf den Unterbauch zu pressen. Häufig treten diese Koliken nach Anstrengung oder

Überanstrengung auf. Muskelkater entsteht nach langen Ruhephasen bei Trainingsbeginn.

Hinweise auf bevorstehende Koliken können bei guter Beobachtungsgabe bemerkt werden: Blähbauch, Abgang von Darmgasen unter leichtem Stöhnen, vermehrtes Augentränen, herabhängende Augenoberlider, nervöses Augenzucken.

Kälte, Berührung, Bewegung (Trab oder Galopp), auch Eindecken verschlimmern die Beschwerden. Besserung durch Wärme, sehr festen Druck (Sattelgurt), festes Reiben und Im-Schritt-Führen.

Bewährt auch bei Stuten, die in der Rosse kolikartige Beschwerden zeigen.

Nr. 21) Nux vomica D6 (Brechnuss)
▸ 1–3-mal täglich 10 Tropfen
Die Brechnuss gehört zu den wichtigsten Arzneien bei fütterungsbedingten Magen- und Darmproblemen: Verstopfung, Blähungen, Durchfall, Wechsel von Verstopfung und Durchfall, übermäßige Darmgasbildung.

Häufig sind die Ursachen futterbedingt: Aufnahme zu großer Futtermengen, doppelte Rationen von Kraftfutter, Mineralfutter, Aufnahme verdorbenen Futters (z. B. Schimmel, Fehlgärung).

Nux vomica ist auch die Arznei des plötzlichen akuten Reheanfalls durch zu eiweißreiches Futter oder Kraftfutter (z.B. junges, frisches Gras, Gerstenschrot) oder durch allergische Reaktionen auf einige Pflanzen (z. B. Weidenrinde, Wiesenschaumkraut, Herbstzeitlose).

Die Arznei ist ebenfalls angezeigt bei sehr sensiblen Pferden, die bei leichtem Reitgerteneinsatz oder tadelnden Worten sofort widersetzlich reagieren. Sie können keinen »Widerspruch« vertragen. Hier nehme man **Nux vomica D30:** 1-mal pro Woche 10 Tropfen.

Bei Stuten mit ähnlicher Widersetzlichkeit, vor allem zur Zeit der Rosse, nehme man lieber **Ignatia D30:** ein-mal wöchentlich 10 Tropfen.

Hinweis: Nach Entwurmungen bitte für 2–3 Tage morgens und abends eine Gabe Nux vomica D6, 10 Tropfen, verabreichen.

Nr. 22.) Rhus toxicodendron D6 (Giftsumach)
▸ 1–3-mal täglich 10 Tropfen
Wichtigste Arznei bei Lahmheiten, die sich durch Bewegung bessern.

Bei Beginn der Bewegung ist die Lahmheit noch deutlich zu sehen, aber das Tier »läuft sich ein«. Die Pferde haben auch den Drang, sich ständig zu bewegen.

Kommt es hierdurch zur Überlastung, tritt die Lahmheit erneut auf. Der Bewegungsdrang fällt auch durch »Unordnung« in der Stallbox während der Nacht und am Morgen auf. Da die Tiere scheinbar nicht ruhig stehen können, wird die Einstreu verwühlt und mit Kotballen vermischt.

Das Medikament ist angezeigt bei Krankheiten als Folge von Verrenkung, Verstauchung, Überanstrengung, Bänderzerrung, »Muskelkater«, Muskelschmerzen oder Muskelverspannung, mit Besserung durch ständige leichte Bewegung und Wärme sowie Verschlimmerung durch Ruhe, Kälte und Nässe.

Nr. 23) Ruta graveolens D4 (Weinraute)
▸ 1–2-mal täglich 10 Tropfen

Die Weinraute hat sich bei stumpfen Verletzungen der Knochen, Gelenke, Sehnen und Sehnenscheiden bewährt. Ursachen können dabei vor allem bei Springpferden Kontakte mit der Hindernisstange sein. Es entstehen eher leichte Schwellungen, jedoch große Schmerzhaftigkeit bei Berührung und Druck.

Nach Operationen am Gelenk oder in Gelenknähe führt Ruta zur schnellen Regeneration bei Gelenkkapselschäden und Sehnenverletzungen.

Die Arznei hat sich auch bei Gallen bewährt, die nach Überanstrengung (z. B. Distanzritten, Fuchsjagden) plötzlich aufgetreten sind, durch leichte Bewegung wieder verschwinden und bei erneuter Überanstrengung immer wieder auftauchen. Die Gallen dürfen jedoch noch nicht verhärtet sein.

Die Bewegung bessert, ähnlich wie bei Rhus toxicodendron, die Beschwerden, während Ruhe verschlechtert. Örtliche Kälte vermindert die Schmerzen.

Nr. 24) Sabal serrulata D4 (Sägepalme)
▸ 1–3-mal im Abstand von 10 Minuten 10 Tropfen

Die Arznei hat sich bei einer Verhaltensstörung bewährt, die gelegentlich bei Pferden beobachtet wird, die häufig an Turnieren teilnehmen und viele Standortwechsel während der Ausbildung haben: die Harnverhaltung.

Die Tiere stehen in der fremden Umgebung, trippeln ständig mit den Hinterbeinen, zeigen Anzeichen einer Kolik (z. B. Schlagen mit den Hinterbeinen nach dem Bauch, ängstliches Umschauen).

Auch große Anstrengungen und Aufstallungen mit fremden Artgenossen können zu Harnverhaltung führen. In früheren Zeiten lösten die Kutscher das Problem mit melodischen Pfeiftönen, heute gibt man Sabal serrulata 1–3-mal im Abstand von 10 Minuten 10 Tropfen. In der Regel setzt 10–15 Minuten nach der ersten Sabal-Gabe die Harnflut ein. Denken Sie daran: Die Problematik kann sich in fremder Umgebung häufiger stellen; die genaue Beobachtung mit rechtzeitigem Arzneieinsatz löst das Problem.

Nr. 25) Silicea D12 (Kieselsäure)
▸ 1-mal täglich 10 Tropfen

Silicea ist ein wichtiges Arzneimittel mit einem sehr breiten Wirkungsspektrum auf verschiedene Organe:

Wirkung auf die Haut: bei eiternden Wunden, übermäßiger Narbenbildung, schlechter Heiltendenz bei Operationswunden und dünnem, feinem Haarkleid.

Wirkung auf den Huf: bei verzögertem Hufwachstum, brüchigen Hufen, Strahlfäule, Kronsaumeiterung, Bockhuf, Zwanghuf.

Die Tiere, welche Silicea benötigen, sind eher zartgliedrig, schnell erschöpft, abgemagert, nervös und unruhig. Sie neigen zumeist zu leichten Entzündungen der Augen, Nase, Bronchien, Blase und des Darmes durch Kälte, Nässe und durch kalte Winde.

Eine sehr wichtige Indikation ist die Fähigkeit, eingedrungene Fremdkörper durch die Regulierung über eitrige Fisteln auszuschleusen.

Alle Beschwerden werden durch Ruhe, trockenes Wetter und Wärme (warm eindecken) gebessert, während Zugluft, Kälte, Nässe und Bewegung verschlimmern.

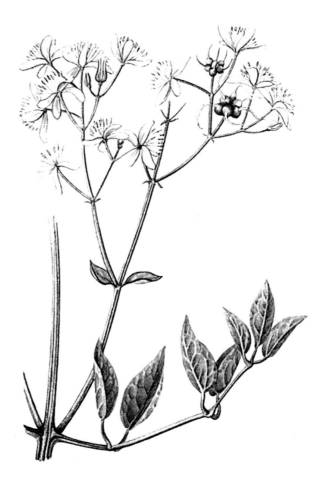

Clematis recta (Waldrebe)

Homöopathische Mischungen

Für bestimmte Notfälle hat es sich in der Praxis bewährt, fertige Mischungen in der Stall- und Reiseapotheke bereitzuhalten. So ist es z. B. im Falle einer Kolik und der damit verbundenen Aufregung aller Beteiligten nicht immer möglich, sofort die im Kapitel Kolik beschriebenen Symptome sicher auseinander zu halten, um so zur Wahl der passendsten Arznei zu kommen.

Für diese Zwecke haben sich bestimmte Kombinationen von Einzelmitteln in der Praxis bewährt:

- Koliktropfen I
- Koliktropfen II
- Herztropfen
- Reisetropfen
- Prüfungstropfen

Zusammensetzung und Herstellung: Es werden jeweils drei verschiedene homöopathische Arzneimittel in flüssiger Form (Dilution) zusammen mit 24%igem Alkohol gemischt und 10-mal kräftig verschüttelt. Die Herstellung sollte durch einen Apotheker oder Tierarzt erfolgen.

1. Kombination: Koliktropfen I
Sie sind angezeigt bei Krampfkoliken mit Schmerzen, Unruhe, Überstrecken des Rückens und der Beine sowie Auf- und Niederlegen mit großer Unruhe und Angst.
Rp.
10,0 ml Magnesium phosphoricum D8,
10,0 ml Dioscorea D4,
10,0 ml Tabacum D8,
10,0 ml Alkohol (Ethanol 24%ig)

Anwendung: 1–5-mal alle 10 Minuten 10 Tropfen eingeben.
Sollte innerhalb einer Dreiviertelstunde keine Besserung eintreten, bitte den Tierarzt verständigen, oder die Zeit von der Benachrichtigung des Tierarztes bis zu seinem Eintreffen durch Verabreichung der Koliktropfen nutzen.

2. Kombination: Koliktropfen II
Diese benutzt man bei Verstopfungskoliken mit häufigem Liegen, wenn jede Bewegung den Zustand verschlimmert. Die Pferde versuchen nicht, auf den Darm zu pressen, es kommt kein Kot.

Rp.
10,0 ml Nux vomica D6,
10,0 ml Plumbum aceticum D8,
10,0 ml Opium D30,
10,0 ml Alkohol (Ethanol 24%ig)

Anwendung: 2–3-mal/Std. 10 Tropfen

3. Kombination:
Herz- und Kreislauftropfen

Sie helfen bei der Folge von Anstrengung, großer Aufregung, Transport, Hitze, Schwüle und Gewitter.

Rp.
10,0 ml Laurocerasus D4,
10,0 ml Crataegus D1,
10,0 ml Veratrum D8,
10,0 ml Alkohol (Ethanol 24%ig)
Anwendung: 1–2-mal nach oben erwähnten Ereignissen im Abstand von einer Stunde 10 Tropfen

4. Kombination: Reisetropfen

Unterstützung für die Folgen von Transporten auf dem Hänger, auf Schiffen und mit dem Flugzeug (siehe Kapitel »Reisekrankheit«).

Rp.
10,0 ml Tabacum D8,
10,0 ml Petroleum D8,
10,0 ml Cocculus D8,
10,0 ml Alkohol (Ethanol 24%ig)

Anwendung:
- vorbeugend vor Antritt der Reise oder des Transportes 1-mal 10 Tropfen verabreichen
- bei längeren Schiffsreisen alle 10–12 Stunden 10 Tropfen verabreichen oder verabreichen lassen
- am Zielort nach dem Ausladen nochmals 1 Gabe von 10 Tropfen, die je nach Bedarf öfter wiederholt werden kann.

5. Kombination: Prüfungstropfen

Manche Pferde reagieren auf besondere Ereignisse (z. B. Turniere, unbekannte Umgebung, fremder Reiter und fremde

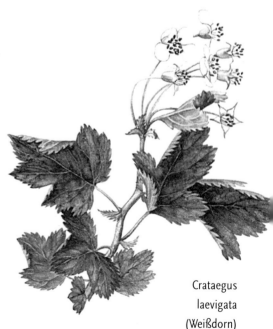

Crataegus laevigata (Weißdorn)

Personen oder aufgeregter Bereiter) mit:

körperlichen Symptomen
- Schwitzen
- häufiger dünner Kotabsatz
- häufige Versuche, Harn abzusetzen
- Muskelzittern
- Verspannung der Muskulatur

Verhaltenssymptomen
- Unruhe
- Aufregung
- Angst
- Widersetzlichkeit
- Ungehorsam

Rp.
10,0 ml Argentum nitricum D30,
10,0 ml Gelsemium D30,
10,0 ml Strophantus D30,
10,0 ml Alkohol (Ethanol 24%ig)

Anwendung: Bei diesen ungewohnten Reaktionsweisen dürfen von der 5. Kombination 3–4 Stunden vor dem Ereignis sowie 30 Minuten vor dem Start jeweils 10 Tropfen verabreicht werden. Bei längerer Prüfungsdauer können nochmals 10 Tropfen gegeben werden.

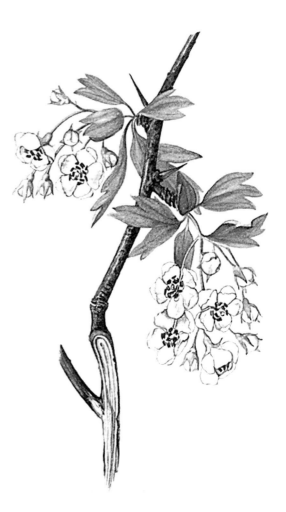

Crataegus monogyna
(eingriffeliger Weißdorn)

Indikationen

Bronchitis
Cuprum
Drosera
Ipecacuanha
Bryonia
Belladonna

Entzündung
Apis
Bryonia
Euphrasia
Hepar sulfuris
Lachesis
Silicea

Erkältungen
Aconitum
Belladonna
Bryonia
Lachesis

Erschöpfung
Arnica
Acidum phosphoricum
Arsenicum album
Ignatia

Harnverhaltung
Sabal serrulata

Herz-Kreislauf
Herztropfen
Arnica
Acidum phosphoricum

Koliken
Colocynthis
Magnesium
  phosphoricum
Nux vomica
Koliktropfen I
Koliktropfen II

Magen-Darm
Arsenicum album
Nux vomica

Prüfungsstress
Prüfungstropfen
Argentum nitricum
Coffea
Strophantus

Reise/Transport
Reisetropfen
Cocculus
Petroleum
Tabacum

Schock
Aconitum
Arnica
Apis
Camphora

Verletzungen
Verstauchungen
Arnica/Arnica extern
Calendula extern
Ledum
Rhus toxicodendron
Ruta
Hypericum

Die homöopathische Salbenapotheke

Arnica-Salbe
Inhaltsstoff: Arnica
Zum Abdecken von Operationswunden und gereinigten, nicht blutenden Wunden sowie offenen Druck- und Scheuerstellen.

Arnica comp. Gel
Inhaltsstoffe: Arnica extern und Calendula extern
Zum Auftragen auf frische, bedeckte Verletzungen (Bluterguss, Druckstellen durch Schlag oder Stoß).

Calcium fluoratum Bio Salbe
Inhaltsstoff: Calcium fluoratum
Zum Auftragen auf Knochenzubildungen nach Schlag oder Stoß (z. B. Hindernisstangen) oder frische Gallenbildung im Fesselgelenksbereich.

Calendumed-Salbe
Inhaltsstoff: Calendula
Zum Abdecken von offenen Wunden nach Entfernen von Eiter und Schmutz; für Wunden, die nicht verbunden werden können.

Calendumed-Creme
Inhaltsstoff: Calendula
Zum Schutz die Creme auf leichte Schürfwunden und auf abheilende Wunden auftragen.
Ein Schutzfilm aus Calendumed-Creme soll die gesunde Haut vor ätzenden Sekreten aus Wunden und Fisteln bewahren.

Calendumed-Gel
Inhaltsstoff: Calendula
Zum Auftragen auf noch geschlossene Druck- und Scheuerstellen, z. B. von Halfter, Sattel und Gamaschen.

Halicar-Salbe
Inhaltsstoff: Cardiospermum
Dick auftragen bei nässenden, eitrigen Ekzemen im Mähnen-, Körper- und Schweifbereich (Sommerekzem).

Halicar-Creme
Inhaltsstoff: Cardiospermum
Dünnes Abdecken von insektenbefallenen kleinen Wunden (z. B. Kriebelmücken im Bauchnabelbereich).

Harpagophytum-Salbe
Inhaltsstoff: Harpagophytum
Zum Einmassieren im Bereich von Gelenken mit Arthrosen (z. B. Spat).

Rhus Rheuma Gel N
Inhaltsstoffe: Rhus toxicodendron, Ledum, Symphytum
Zum dünnen Abdecken von frischen Insektenstichen, zum Auftragen auf Gelenke nach frischen Verstauchungen und Verrenkungen.

Rubison Salbe oder Creme
Inhaltsstoff: Mahonia aquifolium
Zum Auftragen auf stark schuppende Kronränder, Kastanien und Hufe, auch bei Ekzemen.

Silicea-Salbe
Inhaltsstoff: Silicea
Zum Auftragen und Einmassieren auf »junge« und »alte« Narben und bei Verklebungen im Sehnenscheidenbereich.

Service

Zum Weiterlesen

Bartz, Jürgen:
Bis der Tierarzt kommt.
Erste Hilfe für Pferde.
Kosmos Verlag, Stuttgart 2001.

Berger, Margot:
Pferde füttern. Gesund und fit –
optimal versorgt.
Kosmos Verlag, Stuttgart 2001.

Bender, Ingolf:
Praxishandbuch Pferdefütterung.
Leistungsgerechte Fütterung; individuelle Rationen
Kosmos Verlag, Stuttgart, 2000.

Gösmeier, Ina:
Akkupressur für Pferde.
Kosmos Verlag, Stuttgart 1999.

McBane/ Davis:
Alternative Heilmethoden
für Pferd & Reiter.
Kosmos Verlag, Stuttgart 2002.

Meyerdirks-Wütherich, Ute:
Bach-Blütentherapie für Pferde.
Kosmos Verlag, Stuttgart 1998.

Rau, Burkhard u. Gisela
Der richtige Hufschutz für mein Pferd.
Kosmos Verlag, Stuttgart 2001.

Schacht, Christian:
Pferdekrankheiten. Vorbeugen,
erkennen und richtig handeln.
Kosmos Verlag, Stuttgart 1999.

Schmid-Neuhaus, Angelika:
Massage für Pferde.
Kosmos Verlag, Stuttgart 2002.

Tellington-Jones, Linda:
TTouch und TTeam für Pferde.
Der sanfte Weg zu Gesundheit,
Leistung und Wohlbefinden.
Das Praxisbuch.
Kosmos Verlag, Stuttgart 2002.

Wittek, Cornelia
Von Apfelessig bis Teebaumöl
Hausmittel und Narturheilkräfte
für Pferde.
Kosmos Verlag, Stuttgart 1999.

Zoller, Kirstin:
Naturheilkunde für Pferde.
Sanft und natürlich vorbeugen
und heilen.
Kosmos Verlag, Stuttgart 2000.

Register

Acidum phosphoricum 34, 123, 140
Aconitum napellus 19, 66, 124
Allergie 38
Ammonium jodatum 27
Antimonium sulfuratum aurantiacum 28
Arnica 13, 140
Arnica montana 20, 24, 33, 76 f., 85, 98, 124
Arsenicum album 13, 32, 111, 126, 140
Aurum metallicum 112

Bärlapp 88, 116
Beinwell 20, 86, 96
Belladonna 9, 13, 19, 81, 126, 140
Bergwohlverleih 13, 20, 24, 33, 38, 76 f., 85, 98, 124
Bryonia dioica 19, 26, 68, 90, 126
Buschmeisterschlange 13, 37, 41, 51, 56, 133

Calcium fluoratum 22, 52
Calcium phosphoricum 114
Calendula officinalis 81, 86, 99
Calendula-Salbe 81, 86, 129
Carbo vegetabilis 22, 37
Coffea arabica 84
Colocynthis 65, 130, 140
Cuprum aceticum 26, 130

Darmprobleme 116
Dilutationen 13, 124
Drosera rotundifolia 26, 130 f.

Eisenhut 19, 66, 124
Euphorbium 48, 50
Euphrasia officinalis 15, 130

Fliegenpilz 104
Flussspat, mineralischer 22

Gänseblümchen 86, 99
Giftsumach 21, 42, 67, 69, 90, 100, 134
Ginkgo biloba 52
Graphites 37, 39, 47, 75, 79
Grindelia 30

Halicar-Salbe 141
Hamamelis 100
Hepar sulfuris 15 f., 44, 51, 132, 140
Herztropfen 137, 140
Holzkohle 22, 37
Husten 25 f., 28, 30, 59, 132
Hypericum 100, 140
Hypericum perforatum 80, 132

Ignatia 82, 134, 140
Ipecacuanha 132, 140

Jodum 115
Johanniskraut 80, 132

Kalium jodatum 59
Kalkschwefelleber 15, 44, 51, 132
Kieselsäure 34, 40, 44, 51, 55, 79, 93, 97, 121, 135
Kupferacetat 130

Lachesis 9, 13, 37, 51, 56, 133, 140
Lebensbaum 45, 70, 75, 122
Ledum 100, 140
Lycopodium 116

Magnesium phosphoricum 65, 133, 140

Natrium chloratum 39, 118
Nux vomica 23, 52, 64, 88, 101, 103, 118, 134, 140

Phosphorus 119
Plumbum metallicum 60, 102
Psorinum 46, 94
Pulsatilla 120

Quecksilberlösung, kolloidale 23, 117

Reißblei 37, 39, 47, 75, 79
Rhus toxicodendron 21, 42, 67, 69, 90, 100, 134, 140
Ruta 100, 140
Ruta graveolens 20 f., 61, 69, 90, 101, 135

Salpetersäure 47, 107
Säure, arsenige 32, 111, 126
Schafgarbe 24
Schwefel 13, 43, 58, 94, 106, 121
Sepia 39, 120
Silbernitrat 83, 97
Silicea 34, 40, 44, 51, 55, 79, 93, 97, 100, 121, 135, 140
Sonnentau 26, 130 f.
Staphisagria 57, 78, 100
Stechapfel 62, 82
Stephanskraut 57, 78
Strychninum phosphoricum 63
Sulfur 13, 40, 43, 58, 94, 106, 121
Symphytum officinale 20, 61, 86, 96

Thuja occidentalis 40, 45, 70, 122
Tollkirsche 81, 126

Wasserschierling 95
Weinraute 20 f, 61, 69, 90, 101, 135
Wolfsmilchgewächs 16, 48

Zaunrübe, rotbeerige 26, 68, 126

TIER-HOMÖOPATHIE ORIGINAL DHU

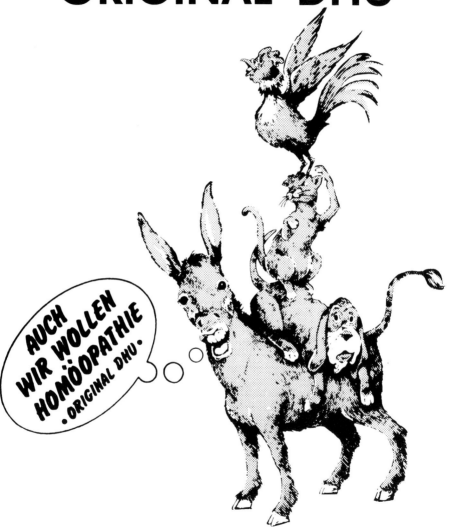

Deutsche Homöopathie-Union · Postfach 410280 · 76202 Karlsruhe